シードブック
子どもの保健

及川郁子・草川　功　編著

木村美佳・鈴木千琴・須藤佐知子　共著

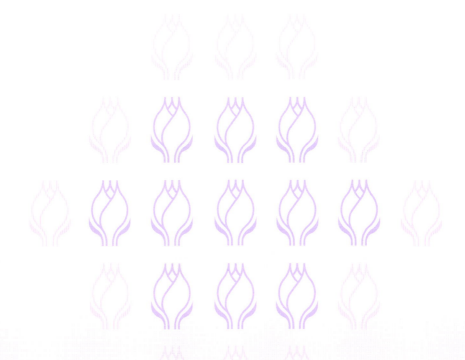

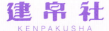

はしがき

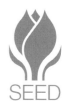

　少子高齢社会にあって，子どもの生育環境はどんどん変化しています。保育所では，0歳から入所する子どもたちが増え，利用時間も長くなってきています。核家族の進展や地域のつながりの希薄化から，子育ての不安や負担感が社会的問題ともなっています。次の世代を担う子どもたち一人一人の育ちを支え，子どもが笑顔でいられるように支援することは，社会の責任です。

　2017（平成29）年に保育所保育指針が約10年ぶりに改定され，乳児保育と1歳以上3歳未満，3歳以上の年齢層ごとの保育内容の充実が図られました。乳幼児期は，子どものこころの基盤を育てるとともに，社会生活を送るための生活習慣や生活リズムを整えていく大切な時期です。子どもの生命の保持と情緒の安定を図る，養護を意識した保育が望まれています。そして，適切な保育を実践していくには，子ども一人一人の健康状態や発育状況に応じた健康支援，事故や災害などからの危険回避に努めなければなりません。

　今回の保育所保育指針の改定とともに，保育士養成課程等の見直しも行われました。「子どもの保健」は，保育の対象である子どもたちを理解するための科目として位置付けられ，その内容は，①子どもの心身の健康増進を図る保健活動の意義を理解する。②子どもの身体的な発育・発達と保健について理解する。③子どもの心身の健康状態とその把握の方法について理解する。④子どもの疾病とその予防法及び他職種間の連携・協働の下での適切な対応について理解する。この4点をねらいとしてとしています。

　本書『シードブック子どもの保健』は，前述のねらいを念頭に10章で構成されています。第1章・第2章は保育所保育指針や社会的施策等を踏まえた子どもの健康増進を図る保健活動の意義について，第3章は主に子どもの身体発育について，第4章・第5章は身体発育を理解した上で，日ごろの子どもの健康状態の把握や症状対応について，第6章は疾病の経過と疾病予防の大切さについて，第7章～第10章は乳幼児期に多くみられる疾患について，それぞれ

解説しています．また，章ごとのねらい，考えてみよう，を通して予習・復習ができるようにしています．

今回の見直しで，「子どもの保健」は講義4単位から講義2単位に減っていますが，これまでの内容が「乳児保育」や「保育の心理学」に含まれたこと，「子どもの健康と安全」の科目が連動していることなどを念頭に，子どもの健康に関する専門的知識や技術をより統合的に学んでいくことが求められています．

本書は，保育を学ぶ学生のテキストとして編纂したものですが，現場の保育士等にとっても簡潔に要点が押さえられ，日ごろの知識や技術の振り返りができるようになっています．現場に詳しい医師や看護職が執筆し，科学的，論理的な裏付けとともに，わかりやすく，具体的内容になるよう心がけました．

保育を学ぶ方々にとって，本書が子どもの健康支援の一助となることを願っています．

2019年3月

及川郁子

も く じ

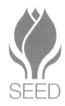

第1章　子どもの健康と保健の意義 …………………………………… 1
1．保育所保育指針における保健活動の意義と目的 ……………………… 1
（1）保健活動の意義と目的　1
（2）子ども期　4
2．子どもの健康と健康問題 ………………………………………………… 5
（1）健康とは　5
（2）ヘルスプロモーションとヘルスリテラシー　6
（3）健康指標と子どもの健康状態　7

第2章　地域における保健活動 ……………………………………… 13
1．生涯にわたる健康管理 …………………………………………………… 13
（1）母子保健　13
（2）学校保健　14
2．健やか親子21と子育て支援 ……………………………………………… 17
3．病児保育 …………………………………………………………………… 20
4．在宅医療（医療的ケア） ………………………………………………… 22

第3章　子どもの心身の発育・発達と保健 ……………………… 25
1．子どもの発育・発達の特徴 ……………………………………………… 25
（1）乳児期　25
（2）幼児期　27
（3）学童期　27
（4）思春期・青年期　27
2．発育・発達の原則と発育に及ぼす影響要因 …………………………… 28
3．身体発育と評価 …………………………………………………………… 30

（1）身体発育の過程　30

　　（2）身体発育の評価　34

　4．生理機能の発達……………………………………………37

　　（1）呼吸器系　37

　　（2）循環器系　39

　　（3）消化器系　42

　　（4）腎／泌尿器　44

　　（5）生殖器　45

　　（6）恒常性（体温・血液・免疫・睡眠・内分泌）　46

　5．精神・運動機能の発達……………………………………50

　　（1）脳と神経　50

　　（2）運動機能　51

　　（3）感覚器　51

　　（4）精神機能　55

　6．発達評価……………………………………………………56

第4章　子どもの健康把握とその支援……………………59

　1．健康状態の把握……………………………………………59

　　（1）疾病にかかりやすい特徴　59

　　（2）健康観察の意義　59

　　（3）健康情報と日々の健康観察の内容　60

　　（4）保護者との情報共有　61

　2．健康診断と集団としての健康管理………………………61

　　（1）入所時および定期健康診断　61

　　（2）子どもたちへの支援（健康教育）　64

第5章　子どもにみられる主な症状とその対応……………69

　1．発　　熱……………………………………………………69

　2．嘔吐, 下痢, 脱水…………………………………………71

　3．便　　秘……………………………………………………75

4．鼻汁，咳，呼吸困難 ………………………………………………… 78
　　5．発疹，湿疹 ……………………………………………………………… 81
　　6．熱性けいれん …………………………………………………………… 83
　　7．痛み：疼痛 ……………………………………………………………… 86
　　8．保育現場における薬の取扱い ……………………………………… 88

第6章　子どもの疾病予防と適切な対応 ………………………………… 94
　　1．疾病の経過 ……………………………………………………………… 94
　　　（1）急性期・急性疾患　95
　　　（2）慢性期・慢性疾患　95
　　　（3）終末期　95
　　2．治療方法 ………………………………………………………………… 96
　　　（1）安　静　96
　　　（2）薬物療法　96
　　　（3）外科的療法　96
　　　（4）食事や運動について　97
　　3．疾病予防 ………………………………………………………………… 97
　　　（1）健康的な生活習慣の確立　97
　　　（2）乳幼児健康診査　98
　　　（3）マス・スクリーニング　98
　　　（4）予防接種　100
　　　（5）メタボリックシンドローム（生活習慣病）　102

第7章　新生児と先天性の病気 …………………………………………… 106
　　1．受精から出生 …………………………………………………………… 106
　　　（1）受精の成立　106
　　　（2）受精卵から胎児へ　106
　　2．新　生　児 ……………………………………………………………… 107
　　　（1）新生児の分類　107
　　3．先天異常 ………………………………………………………………… 108

（1）遺伝とは　*108*
　　　（2）染色体　*109*
　　　（3）先天奇形（奇形症候群）　*109*
　　4．先天性疾患…………………………………………………………………*110*
　　　（1）染色体異常症　*110*
　　　（2）遺伝性疾患　*111*

第8章　感染症……………………………………………………*114*
　　1．感染とは………………………………………………………………………*114*
　　　（1）感染源　*115*
　　　（2）感染経路　*115*
　　　（3）感受性（抵抗力）　*117*
　　2．感染症法と学校感染症……………………………………………………*117*
　　　（1）感染症法　*117*
　　　（2）学校感染症　*118*
　　3．予防接種………………………………………………………………………*121*
　　4．感染性疾患……………………………………………………………………*121*
　　　（1）予防接種のある感染症　*121*
　　　（2）予防接種のない感染症　*124*

第9章　アレルギー疾患………………………………………*128*
　　1．アレルギーとその症状……………………………………………………*128*
　　　（1）アレルギー症状　*128*
　　　（2）アナフィラキシー　*128*
　　2．さまざまなアレルギー疾患………………………………………………*131*
　　　（1）食物アレルギー　*131*
　　　（2）アトピー性皮膚炎　*131*
　　　（3）気管支喘息　*133*
　　　（4）アレルギー性結膜炎　*133*
　　　（5）アレルギー性鼻炎　*133*

第 10 章　さまざまな小児期の疾患 ……………………………………… 135
　1．呼吸器疾患 ……………………………………………………………… 135
　　（1）呼吸器感染症　*135*
　　（2）気管支喘息・喘息性気管支炎　*137*
　2．循環器疾患（先天性疾患）…………………………………………… *138*
　　（1）心室中隔欠損症（VSD）　*138*
　　（2）心房中隔欠損症（ASD）　*138*
　　（3）動脈管開存症（PDA）　*138*
　　（4）ファロー四徴症（TOF）　*140*
　3．消化器疾患 ……………………………………………………………… *140*
　　（1）便秘症　*140*
　　（2）肥厚性幽門狭窄症　*140*
　　（3）胆道閉鎖症　*141*
　　（4）腸重積症　*141*
　4．腎・泌尿器疾患 ………………………………………………………… *142*
　　（1）尿路感染症　*142*
　　（2）急性腎炎症候群　*142*
　　（3）ネフローゼ症候群　*143*
　5．内分泌・代謝性疾患 …………………………………………………… *143*
　　（1）先天性甲状腺機能低下症　*143*
　　（2）低身長症　*143*
　　（3）糖尿病　*143*
　6．免疫疾患・膠原病 ……………………………………………………… *144*
　　（1）川崎病　*144*
　7．血液疾患 ………………………………………………………………… *144*
　　（1）鉄欠乏性貧血　*144*
　8．悪性新生物 ……………………………………………………………… *144*
　　（1）白血病　*144*
　　（2）神経芽細胞腫　*145*
　9．神経・筋疾患 …………………………………………………………… *145*

（1）てんかん／けいれん性疾患　*145*
　　（2）脳性麻痺　*146*
　　（3）筋ジストロフィー　*146*
　　（4）脊髄性筋萎縮症　*146*
10. その他の疾患 ································· *146*
　　（1）乳幼児突然死症候群（SIDS）　*146*
　　（2）熱中症　*147*
11. 皮膚疾患 ······································ *147*
　　（1）おむつ皮膚炎　*147*
　　（2）母斑（あざ）　*148*
12. 耳鼻科疾患 ··································· *148*
　　（1）中耳炎　*148*
　　（2）副鼻腔炎　*149*
　　（3）難　聴　*149*
13. 眼科疾患 ······································ *150*
　　（1）斜視（眼位異常）　*150*
　　（2）色覚異常　*151*
　　（3）先天性鼻涙管閉塞　*151*
　　（4）眼瞼内反症・睫毛内反症（さかさまつげ）　*152*
14. 整形外科疾患 ································ *152*
　　（1）先天性股関節脱臼　*152*
　　（2）O脚・X脚　*152*
　　（3）先天性筋性斜頸　*153*
15. 小児外科疾患 ································ *153*
　　（1）そけいヘルニア　*153*
　　（2）臍ヘルニア　*153*
　　（3）停留精巣　*154*

さくいん ··· *155*

第1章 子どもの健康と保健の意義

　多くの時間を保育所で過ごす子どもたちが増加している昨今，子どもの安全を守り，健康を育んでいくことが保育者の重要な役割となっている。本章では，保育所保育指針における保健活動の意義を理解し，子どもたちの健康支援の基盤となる考え方や健康指標について学んでいく。

1．保育所保育指針における保健活動の意義と目的

(1) 保健活動の意義と目的
　2016（平成28）年6月の児童福祉法の改正において，第1条「全ての児童は，児童の権利に関する条約の精神にのっとり，適切に養育されること，その生活を保障されること，愛され，保護されること，その心身の健やかな成長及び発達並びにその自立が図られることその他の福祉を等しく保障される権利を有する」と定められた。一日の中の多くの時間を保育所で生活する子どもたちにとって，心身の健やかな成長と発達を保障するためにも，保育所は入所する子どもにふさわしい生活環境を整えていくことが重要である。
　具体的には，以下に示す保育所保育指針〔厚生労働省，2017（平成29）年告示〕にある，「養護：子どもの生命の保持と情緒の安定を図る」の関わりを通して，子どもの発達過程に即して展開されていく。

> 生命の保持　ねらい
> ① 一人一人の子どもが，快適に生活できるようにする。
> ② 一人一人の子どもが，健康で安全に過ごせるようにする。
> ③ 一人一人の子どもの生理的欲求が，十分に満たされるようにする。

> ④ 一人一人の子どもの健康増進が，積極的に図られるようにする。
> **情緒の安定　ねらい**
> ① 一人一人の子どもが，安定感をもって過ごせるようにする。
> ② 一人一人の子どもが，自分の気持ちを安心して表すことができるようにする。
> ③ 一人一人の子どもが，周囲から主体として受け止められ，主体として育ち，自分を肯定する気持ちが育まれていくようにする。
> ④ 一人一人の子どもがくつろいで共に過ごし，心身の疲れが癒されるようにする。
>
> （保育所保育指針，第1章2　養護に関する基本的事項より抜粋）

　乳児は，短期間の中で心身両面の発達が著しい時期である。その特徴を踏まえて，保育者との安定した人間関係を築き，身体的発達の視点として「健康な心と体を育て，自ら健康で安全な生活をつくり出す力の基盤を培う」ことをねらいとしている。

　1歳以上3歳未満児は，基本的生活行動を身に付けていく時期である。心身の健康に関する領域では，「健康な心と体を育て，自ら健康で安全な生活をつくり出す力を養う」ことをねらいとしている。

　3歳以上児は，これまでの発達の積み重ねを理解し，個の成長と集団としての活動の充実が図られる時期である。心身の健康に関する領域では，引き続き「健康な心と体を育て，自ら健康で安全な生活をつくり出す力を養う」ことをねらいとしている。

> **乳児　身体的発達に関する視点「健やかに伸び伸びと育つ」　ねらい**
> 　健康な心と体を育て，自ら健康で安全な生活をつくり出す力の基盤を培う。
> ① 身体感覚が育ち，快適な環境に心地よさを感じる。
> ② 伸び伸びと体を動かし，はう，歩くなどの運動をしようとする。
> ③ 食事，睡眠等の生活のリズムの感覚が芽生える。
>
> **1歳以上3歳未満児　心身の健康に関する領域「健康」**
> 　健康な心と体を育て，自ら健康で安全な生活をつくり出す力を養う。

① 明るく伸び伸びと生活し、自分から体を動かすことを楽しむ。
② 自分の体を十分に動かし、様々な動きをしようとする。
③ 健康、安全な生活に必要な習慣に気付き、自分でしてみようとする気持ちが育つ。

3歳以上児　心身の健康に関する領域「健康」
健康な心と体を育て、自ら健康で安全な生活をつくり出す力を養う。
① 明るく伸び伸びと生活し、充実感を味わう。
② 自分の体を十分に動かし、進んで運動しようとする。
③ 健康、安全な生活に必要な習慣や態度を身に付け、見通しをもって行動する。

(保育所保育指針、第2章保育の内容より抜粋)

さらに、同指針「第3章 健康及び安全」では、保育所における子どもの心身の健康の保持と増進を図り、危険な状態を回避することの保育者の責務を明確にしている。その上で、保護的対応のみならず、保育内容のねらいにもあるように、子ども自らが健康と安全に関する力を身に付けていくための支援も重要であるとしている。具体的支援内容として、以下のような項目があげられている。保育者として定期的に、また日々の保育活動で役割を果たすことが重要である。

---

1. 子どもの健康支援
　・子どもの健康状態並びに発育及び発達状態の把握
　・健康増進　　・疾病等への対応

2. 食育の推進
　・保育所の特性を生かした食育　　・食育の環境の整備等

3. 環境及び衛生管理並びに安全管理
　・環境及び衛生管理　　・事故防止及び安全対策

4. 災害への備え
　・施設・設備等の安全確保　　・災害発生時の対応体制及び避難への備え
　・地域の関係機関等との連携

(保育所保育指針、第3章健康及び安全より抜粋)

このように保健活動とは，入所しているすべての子どもたちの健康と安寧が保障され，健やかに育つことを目的とした活動であるといえよう。

（2）子ども期

人間の一生の中で子どもにあたる時期は短い期間ではあるが，生まれ育つ国や社会などの影響を受けながら，一人の個性ある人間として育っていくときである。子どもの時期は，生物学的には最も成長する時期で発育期ともいわれ，受精から誕生を経て，乳児，幼児，学童，思春期，そして大人へと移行していく過程である。

子ども期の年齢区分は，国の法律によって規定され，子どもたちを支援していく上で必要なものである。母子保健法，児童福祉法，学校教育法などがある。それぞれの年齢区分は以下とおりである（図1－1参照）。

母子保健法　第6条（用語の定義）
　「新生児」とは出生後28日を経過しない乳児
　「乳児」とは1歳に満たない者
　「幼児」とは満1歳から小学校就学の始期に達するまでの者

児童福祉法　第4条（定義）
　この法律では満18歳に満たない者を児童といい，以下のように分ける
　「乳児」とは満1歳に満たない者
　「幼児」とは満1歳から小学校就学の始期に達するまでの者
　「少年」とは小学校就学の始期から，満18歳に達するまでの者

学校教育法
　「学齢児童」とは満6歳に達した日の翌日以後における最初の学年の初めから，満12歳に達した日の属する学年の終わりまで
　「学齢生徒」とは小学校の課程，義務教育学校の前期課程又は特別支援学校の小学部の課程を修了した日の翌日以後における最初の学年の初めから，満15歳に達した日の属する学年の終わりまで

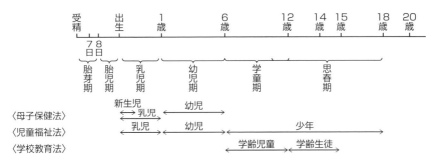

図1-1　各法律による年齢区分

2. 子どもの健康と健康問題

(1) 健康とは

　世界保健機関（WHO）は，「健康とは，身体的，精神的，社会的に完全な良好な状態であって，単に疾病や虚弱なだけではない（"Health is a state of complete physical, mental and social well-being and not merely the absence of disease or infirmity"）。到達しうる最高水準の健康を享有することは，人種，宗教，政治的信念または経済的若しくは社会的条件の差別なしに万人の有する基本的権利の一つである」と定義している。この定義は広く普及し，健康や安心・安全な生活を目指したさまざまな取り組みが国レベルで行われてきている。WHOが示した定義（身体的，精神的，社会的に完全な良好の状態）は理想であり，目標とするものではあるが，健康の捉え方は，人それぞれによって異なる。疾病や障がいがあっても精神的・社会的に充実している人もいれば，身体的には何ら問題がなくとも精神的に落ち込んでいるときもある。健康の捉え方は，時代背景や価値観によって変化するもので，そのため健康を定義することは難しいとされている。

　健康は，子どもたちも等しく享受される権利を有するが，家庭や家族のあり方，ライフスタイルの変化，多様な価値観の中で，子どもたちがどのような健康を獲得できるかは，子どもを取り巻く社会，家族や周囲の人々の影響を受けることを忘れてはならない。

（2）ヘルスプロモーションとヘルスリテラシー

　ヘルスプロモーションは，1986年のヘルスプロモーションに関するオタワ憲章において提唱されたものである。ヘルスプロモーションとは，「人々が自らの健康をさらにうまくコントロールし，改善することができるようにするプロセスである。身体的，精神的，社会的に完全に良好な状態に到達するためには，個人や集団が望みを確認・実現し，ニーズを満たし，環境を改善し，環境に対処（cope）することができなければならない。それゆえ健康は，生きる目的ではなく，毎日の生活の資源である」と定義されている[1]。

　人々が自らの健康をコントロールする力を身に付ける（自分のライフスタイルを確立する）と同時に，それによって自らの生活の質（QOL；quality of life）を豊かにするための手段として健康を維持・増進させるのである。健康を高めるためには，個人の努力とともに，国や自治体などが健康のための政策や環境づくりなどの健康生活の場づくりをサポートすることも求められている。

　健やか親子21では，21世紀に向けた子どもの健康づくりの基盤として子どものヘルスプローションが提唱された（図1-2）[2]。健康づくりに向けた子どもの力を高めるとともに，子どもや家族の力だけでは難しい社会環境を整えていくことが，坂道の傾斜を緩やかにすることである。このヘルスプロモーションの理念は，健やか親子21（第2次）にも引き継がれている[3]。

　近年，ヘルスプロモーションの中心的概念として，ヘルスリテラシーということが注目されている。ヘルスリテラシーとは，「健康や医療に関する情報を入手し，理解し，評価し，活用（情報を使うことでより健康に結び付けていくような，よりよい意思決定を行うこと）する力」といわれている[4]。健康に関する情報を得る（自ら探し出す力），正しく読み取る，その情報を自らの健康状態を高めるように活用できる力である。そのような力は，自然とできるものではなく学習により獲得していくもので，健康教育と密接に関わっている。

　子どもたちが大人になっていく過程で，自らの健康をコントロールする力を身に付けていくには，幼少期からの健康教育が重要である。正しい情報を入手し理解する（系統的学習），答えを教えるのではなく自分で考えながら解決方法を導いていく（問題解決学習）など，日頃行われている保育も子どもたちのヘルスリテラシーを高めていくことにつながっていることを意識していきたい。

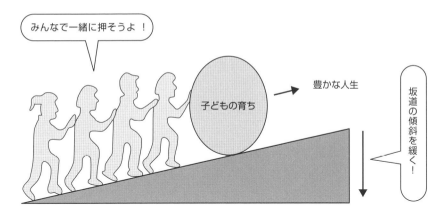

図 1-2　子どものヘルスプロモーション

ヘルスプロモーションは，妊娠・出産や育児を通じて人間として成長しながら，親子が「豊かな人生」を送れるように，子どもの育ちに関して個々の親子を支援するとともに，地域・社会が一緒に「子どもの育ち」の玉を押せるように支援し，坂道の傾斜を緩やかにしようとするもの。

（厚生労働省：健やか親子 21 検討会報告書—母子保健の 2010 年までの国民運動計画—，p.3，2000）

（3）健康指標と子どもの健康状態

　保健活動の実践には，子どもの健康状態を確認・評価して健康計画を作成し，健康増進に努めることがある。子どもの健康状態を知る手がかりとして健康指標がある。健康指標には，人口動態統計など国や地域の健康状態を把握して保健施策などに反映されるもの，乳幼児身体発育値や学校保健統計値などその集団の健康状態の把握とともに個々人の状態を確認・評価する際に用いられるものなどがある。健康指標は，可能な限り新しい情報を収集していく。

　人口動態統計は毎年調査を行い，出生，死亡，婚姻，離婚，死産などについてまとめたものである。子どもの健康に関わる指標としては，表 1-1 のようなものがある。

1）出生の動向

　出生の動向の指標として，出生率と合計特殊出生率（15〜49 歳までの女子の年齢別出生率を合計したもの）がある。近年どちらも低下傾向にあったが，合計特殊出生率がやや上昇しており，出生率は横ばいとなっている。また，出産時の母親の年齢は少しずつ上がってきており，2014（平成 26）年は平均年齢 31.7 歳である。

2）乳児死亡

　生後1歳未満の死亡を乳児死亡といい，通常，出生千対の乳児死亡率で表す。乳児の生存は，母体の健康状態，養育条件などの影響を強く受けるため，乳児死亡率はその地域の保健・医療の水準や経済・教育などの社会状態を反映する指標の一つとして捉えられている。わが国の乳児死亡率は，世界的にトップレベルの低値であり，国内の地域差も少ない。乳児死亡の主な原因は，「先天奇形，変形及び染色体異常」「周産期に特異的な呼吸障害及び心血管障害」「乳幼児突然死症候群」「胎児及び新生児の出血性障害及び血液障害」となっている。

　生後4週未満の新生児死亡，特に生後1週未満の早期新生児死亡は先天的要因が大きいが，新生児期以降になると，感染や不慮の事故などが増えてくる。

3）周産期死亡

　周産期死亡は，妊娠満22週以後の死産と生後1週間未満の早期新生児死亡をあわせたものをいい，出生数に妊娠満22週以後の死産数を加えたものを千対である周産期死亡率で表している。周産期死亡は，母体の健康状態に影響を受けるため，出生をめぐる死亡として重要な指標とされている。周産期死亡の児側病態は，周産期に発生したことに関連したものが多いが，母親側の病態は，原因なしや現在の妊娠とは無関係の場合などが多い。

　周産期死亡は，早期新生児死亡より死産のほうが多いが，世界的には低率である。

4）幼児・学童の死亡

　1歳以降の幼児・学童の死亡原因を示したものが，表1-2である。5～14歳までの年齢層の死亡率は，全年齢層の中でも最も低い。死亡率は各年齢階級とも漸減傾向にある。死因の主なものは，悪性新生物や不慮の事故であり，年齢が上がるにしたがい自殺などが増えてくることが特徴である。

　不慮の事故の死因内訳では，0歳では不慮の窒息が8割以上を占めるが，1歳以降は交通事故，不慮の溺死及び溺水が多くなる（表1-3）。

5）疾病の罹患状況

　子どもの健康状態を知る手がかりとして，受療率や被患率などがある。

　受療率は，人口10万に対する推計患者数を表している。2014（平成26）年の外来受療率をみると，0～4歳までは，急性上気道感染などの呼吸器系疾患

表1-1　母子保健に関する人口動態統計

年次	出生率 (人口千対)	乳児 死亡率 (出生千対)	新生児 死亡率 (出生千対)	周産期 死亡率 (＊)	(参考) 周産期 死亡率 (＊＊)	妊産婦死亡率 (出産10万対)	妊産婦死亡率 (出生10万対)	死産率 (出産千対)
明治 33 年	32.4	155.0	79.0	…	…	397.8	436.5	88.5
38 年	31.2	151.7	71.2	…	…	387.8	425.7	89.1
43 年	34.8	161.2	74.1	…	…	333.0	363.6	84.2
大正 4 年	34.1	160.4	69.7	…	…	332.5	358.6	72.8
9 年	36.2	165.7	69.0	…	…	329.9	353.4	66.4
14 年	34.9	142.4	58.1	…	…	285.4	302.4	56.3
昭和 5 年	32.4	124.1	49.9	…	…	257.9	272.5	53.4
10 年	31.6	106.7	44.7	…	…	247.1	260.1	50.1
15 年	29.4	90.0	38.7	…	…	228.6	239.6	46.0
20 年	…	…	…	…	…	…	…	…
25 年	28.1	60.1	27.4	…	46.6	161.2	176.1	84.9
30 年	19.4	39.8	22.3	…	43.9	161.7	178.8	95.8
35 年	17.2	30.7	17.0	…	41.4	117.5	130.6	100.4
40 年	18.6	18.5	11.7	…	30.1	80.4	87.6	81.4
45 年	18.8	13.1	8.7	…	21.7	48.7	52.1	65.3
50 年	17.1	10.0	6.8	…	16.0	27.3	28.7	50.8
55 年	13.6	7.5	4.9	20.2	11.7	19.5	20.5	46.8
60 年	11.9	5.5	3.4	15.4	8.0	15.1	15.8	46.0
平成 2 年	10.0	4.6	2.6	11.1	5.7	8.2	8.6	42.3
7 年	9.6	4.3	2.2	7.0	4.7	6.9	7.2	32.1
12 年	9.5	3.2	1.8	5.8	3.8	6.3	6.6	31.2
17 年	8.4	2.8	1.4	4.8	3.3	5.7	5.8	29.1
22 年	8.5	2.3	1.1	4.2	2.9	4.1	4.2	24.2
27 年	8.0	1.9	0.9	3.7	2.5	3.8	3.9	22.0
28 年	7.8	2.0	0.9	3.6	2.4	3.4	3.5	21.0

(注) ＊出生及び妊娠満 22 週以後の死産千対
　　＊＊妊娠満 28 週以後の死産数に早期新生児死亡数を加えたものを出生数で除している。出生千対。
(資料) 厚生労働省「人口動態統計」
(母子衛生研究会：わが国の母子保健 平成 30 年, 母子保健事業団, p.17, 2018)

表1-2　死因別, 児童の死亡順位

2016（平成 28）年

	1〜4歳	5〜9歳	10〜14歳
第1位	先天奇形, 変形及び染色体異常 150 人（21.7%）	悪性新生物 84 人（21.5%）	悪性新生物 95 人（21.6%）
第2位	不慮の事故 85 人（12.3%）	不慮の事故 68 人（17.4%）	自殺 71 人（16.1%）
第3位	悪性新生物 59 人（8.6%）	先天奇形, 変形及び染色体異常 32 人（8.2%）	不慮の事故 66 人（15.0%）

(資料) 厚生労働省「人口動態統計」
(母子衛生研究会：わが国の母子保健 平成 30 年, 母子保健事業団, p.30, 2018)

表 1-3 年齢階級別，不慮の事故の死因別割合

2015（平成27）年（％）

死因＼年齢	0歳	1〜4歳	5〜9歳	10〜14歳	15〜19歳
総数	100.0	100.0	100.0	100.0	100.0
交通事故	4.1	32.9	50.0	39.4	66.7
転倒・転落	—	7.1	4.4	12.1	5.2
不慮の溺死及び溺水	5.5	30.6	26.5	30.3	18.0
不慮の窒息	84.9	23.5	8.8	9.1	3.9
煙，火及び火災への曝露	—	4.7	7.4	3.0	0.3
その他	5.5	1.2	2.9	6.1	5.9

（資料）厚生労働省「人口動態統計」
（母子衛生研究会：わが国の母子保健 平成30年，母子保健事業団，p.30, 2018）

や湿疹などの皮膚疾患，腸管感染症が多いが，年齢が上がるとともに受療率は減少し15〜19歳が全年齢層で最も低くなっている[5]。

学校保健統計調査で毎年出される被患率は，児童・生徒の健康診断受診者数から疾病状況の割合を表している（表1-4）。年齢が上がるとともに裸眼視力1.0未満の子どもが増えている。むし歯（処置者も含む）は各年齢層ともやや減少傾向にある。学齢期の疾病には，幼少期からの生活習慣が影響していることを理解し，予防活動に生かしていく。

6）慢性疾患や障がいのある子ども

慢性疾患や障がいのある子どもたちが，保育所等で日常生活を普通に過ごすようになってきている。そのような子どもたちの健康支援に対して保育者は重要な役割を担っている。慢性疾患や障がいのある子どもたちの状態を把握するには，医療給付件数，障がいに応じたサービス利用状況などが参考となるが，個別性が高く全容を捉えることは難しい。子どもの状態に応じて，保健・医療，福祉，教育など総合的に捉えた支援が必要となる（詳細なデータは割愛する）。

7）心理社会的な健康指標

健康は，身体的側面だけでなく心理社会的側面も重要であることはいうまでもなく，子どもたちを取り巻く社会環境，家族環境とともに検討することが必要である。

幼児健康度調査は，厚生労働省が実施している「乳幼児身体発育調査」に併せて10年ごとに幼児の心身の健康，発達状態，日常生活などの実態を報告し

表 1-4 主な疾病・異常被患率

(単位 %)

	裸眼視力1.0未満の者	耳疾患	鼻・副鼻腔疾患	むし歯(う歯)	心電図異常	蛋白検出の者	寄生虫卵保有者(27年度まで実施)	ぜん息
幼稚園								
平成25年度 ('13)	24.5	2.6	3.4	39.5	…	0.9	0.1	2.1
27 ('15)	26.8	2.2	3.6	36.2	…	0.8	0.1	2.1
29 ('17)	24.5	2.3	2.9	35.5	…	1.0	…	1.8
小学校								
平成25年度 ('13)	30.5	5.4	12.1	54.1	2.6	0.7	0.2	4.2
27 ('15)	31.0	5.5	11.9	50.8	2.4	0.8	0.1	4.0
29 ('17)	32.5	6.2	12.8	47.1	2.4	0.9	…	3.9
中学校								
平成25年度 ('13)	52.8	3.9	11.1	44.6	3.4	2.5	…	3.2
27 ('15)	54.1	3.6	10.6	40.5	3.2	2.9	…	3.0
29 ('17)	56.3	4.5	11.3	37.3	3.4	3.2	…	2.7
高等学校								
平成25年度 ('13)	65.8	2.2	8.7	55.1	3.2	2.7	…	1.9
27 ('15)	63.8	2.0	7.3	52.5	3.3	3.0	…	1.9
29 ('17)	62.3	2.6	8.6	47.3	3.3	3.5	…	1.9

資料 文部科学省「学校保健統計調査」

(厚生労働統計協会編：国民衛生の動向 2018/2019, p.383, 2018)

ているものである。2010 (平成22) 年に実施され，過去30年間の変化を分析している[6]。

　阿部らは，子どもの幸福度を「物質の豊かさ」「健康と安全」「教育」「日常生活のリスク」「住居と環境」の5つの分野から分析した結果，先進31か国中日本は第6位で子どもの幸福度に関してトップクラスに位置付けられるとしている。しかし，その分析からは，13～15歳の子どもの4分の1以上がいじめ被害にあっていること，相対的貧困率の低さとともに貧困の程度も深刻であること，少子化にもかかわらず住居環境の過密がプライバシーや静かに過ごす時間へ影響して，育児行動や子どもの認知・情緒面の発達に悪影響を及ぼすリスクがあること，なども指摘をしている[7]。

　また，児童虐待の相談件数は，年々増加している。2017 (平成29) 年度の児

童相談所での児童虐待相談対応件数をみると，133,778件（速報値）で過去最多であった。虐待の内容別*では2013（平成25）年以降，心理的虐待が身体的虐待を上回っているが，心理的虐待が増加した要因として，子どもが同居する家庭における配偶者に対する暴力（面前DV）の警察からの通告の増加によるとしている[8]。

> **考えてみよう**
>
> ① 保育所等における保健活動の意義を，保育所等にいる子どもたちを観察して話し合ってみよう。
> ② 人口動態統計などを活用して子どもたちの健康状態や課題について考えてみよう。

■引用文献

1) 島内憲夫編訳：ヘルスプロモーション　WHO：オタワ憲章，垣内出版，pp.79-80，2013
2) 厚生労働省　健やか親子21検討会：健やか親子21検討会報告書－母子保健の2010年までの国民運動計画－，2000
3) 厚生労働省　「健やか親子21」の最終評価等に関する検討会：健やか親子21（第2次）検討会報告書，2014
4) 福田洋・江口泰正：ヘルスリテラシー 健康教育の新しいキーワード，大修館書店，p.4, 2016
5) 厚生労働統計協会，国民衛生の動向 2018/2019，2018，p. 448
6) 平成22年度厚生労働科学研究費補助金成育疾患克服等次世代育成基盤研究事業，幼児健康度に関する継続的比較研究，平成22年度総括・分担研究報告書，2011
7) ユニセフ イノチェンティ研究所・阿部彩・竹沢純子：イノチェンティレポートカード11 先進国における子どもの幸福度－日本との比較 特別編集版，日本ユニセフ協会，2013
8) 厚生労働省：平成29年度児童相談所での児童虐待相談対応件数＜速報値＞，2018

---

* 虐待は，身体的虐待，ネグレクト（保護の怠慢，養育の放棄・拒否など），心理的虐待，性的虐待の4種に分けられる。

第2章
地域における保健活動

　保育所や認定こども園等は，入所・入園してくる子どもたちの保育のみならず，地域での子育て支援の役割も担っている。本章では，地域における子どもの健康管理や家族への子育て支援がどのように行われているかを理解し，保育所等での役割や日々の保育活動とのつながりについて学んでいく。

1．生涯にわたる健康管理

(1) 母子保健

　子どもの保健は，妊娠中の時期から出生後の乳幼児期，学齢期を通じて展開されていく。子どもが将来大人になったときに，しっかりした健康づくりができるためには，子ども期の健康管理が重要になってくる。

　ここでは，母子保健施策を中心に述べる。母子保健施策は，母子保健法〔1965（昭和40）年制定〕（表2-1）に基づき，妊娠の前段階となる思春期の健康管理から，妊娠，出産，新生児期，乳幼児期を通じて，その時期に必要なサービスが受けられるよう体系化されている（図2-1）。

　妊娠すると居住地域の市町村に妊娠の届出を行い，母子健康手帳の交付を受ける。母子健康手帳は，妊娠期から乳幼児期までに受けた健康診査や保健指導の内容，予防接種や発育の状況などの健康記録である。また，乳幼児の保護者に対し，育児に関する指導書（手引書）の役割を持つものである。保育所等に入所する際も，発育状況や予防接種状況など子どもの健康状態を把握する重要な資料となる。

　乳幼児期の健康診査は，疾病の異常や早期発見の機会として1歳6か月と3歳の時に義務付けられ，必要に応じて乳児期，幼児期に健康診査を受けるよう

表 2-1　母子保健法の概要

目的（第1条）：この法律は，母性並びに乳児及び幼児の健康の保持及び増進を図るため，母子保健に関する原理を明らかにするとともに，母性並びに乳児及び幼児に対する保健指導，健康診査，医療その他の措置を講じ，もって国民健康の向上に寄与することを目的とする。

母性の尊重（第2条）：母性は，すべての児童がすこやかに生まれ，かつ，育てられる基盤であることにかんがみ，尊重され，かつ，保護されなければならない。

乳幼児の健康の保持増進（第3条）：乳児及び幼児は，心身ともに健全な人として成長してゆくために，その健康が保持され，かつ，増進されなければならない。

主な規定（条文要約）

1. **保健指導**（10条）：市町村は，妊産婦等に対して，妊娠，出産又は育児に関し，必要な保健指導を行い，又は保健指導を受けることを勧奨しなければならない。
2. **健康診査**（12条，13条）：市町村は，1歳6か月及び3歳児に対して健康診査を行わなければならない。
　　上記のほか，市町村は，必要に応じ，妊産婦又は乳児若しくは幼児に対して，健康診査を行い，又は健康診査を受けることを勧奨しなければならない。
3. **妊娠の届出**（15条）：妊娠した者は，速やかに，市町村長に妊娠の届出をしなければならない。
4. **母子健康手帳**（16条）：市町村は，妊娠の届出をした者に対して，母子健康手帳を交付しなければならない。

に勧奨されている。1歳6か月と3歳の時期は，精神運動発達の標識として重要な時期とされており，子どもの栄養状態，心理社会的発達状況，視聴覚の発達などを確認するとともに，保護者の育児支援を強化する目的で心理相談員や保育士なども配置されている。保育者は，健康診査の結果を保護者から聞き，保育活動や育児支援に生かしていくことが大切である。

また，母子健康手帳は，保育所等で実施した健康診断などを記載していくことで，子どもの健康や成長の記録として有用な資料となる。

(2) 学校保健

学校保健とは，文部科学省設置法第4条12項によって「学校における保健教育及び保健管理をいう」と定められており，学校での健康管理活動である。

学校保健（活動）の領域は，図2-2のように，保健教育，保健管理，組織活動から構成されている。保健教育は学校教育法に基づいた教育活動として保健

1. 生涯にわたる健康管理　　15

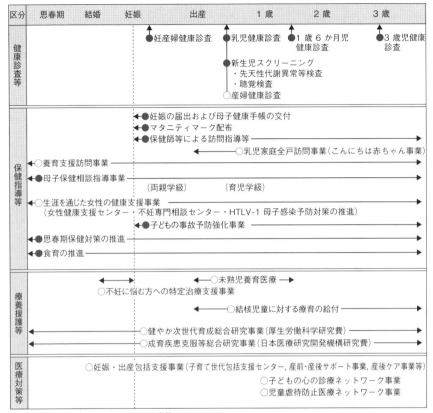

図 2-1　母子保健施策の体系

(厚生労働統計協会編：国民衛生の動向 2018/2019, p.111, 2018)

体育科，理科や家庭科など教科学習や特別活動などを通して実施される。保健管理は，学校保健安全法に基づき，幼稚園児や児童・生徒の健康の保持・増進のための健康診断や健康相談，学校環境衛生活動を行うことである。

　保育所では，児童福祉法および「児童福祉施設の設備及び運営に関する基準」に基づき乳幼児の健康診断が実施されているが，学校保健安全法に規定する健康診断に準じて行わなければならないとされている。

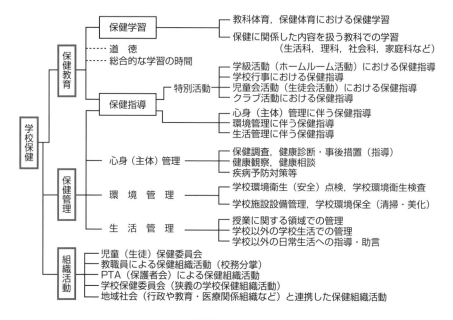

図 2-2 学校保健（活動）の領域

（教員養成系大学保健協議会編：学校保健ハンドブック第6次改訂，ぎょうせい，p.3，2014）

学校保健安全法

（目的）

第1条　この法律は，学校における児童生徒等及び職員の健康の保持増進を図るため，学校における保健管理に関し必要な事項を定めるとともに，学校における教育活動が安全な環境において実施され，児童生徒等の安全の確保が図られるよう，学校における安全管理に関し必要な事項を定め，もって学校教育の円滑な実施とその成果の確保に資することを目的とする。

（児童生徒等の健康診断）

第13条　学校においては，毎学年定期に，児童生徒等（通信による教育を受ける学生を除く。）の健康診断を行わなければならない。

2　学校においては，必要があるときは，臨時に，児童生徒等の健康診断を行うものとする。

学校保健安全法施行規則
第2章健康診断　第2節児童生徒等の健康診断
(時期)
第5条　法第13条第1項の健康診断は，毎学年，6月30日までに行うものとする。ただし，疾病その他やむを得ない事由によって当該期日に健康診断を受けることのできなかった者に対しては，その事由のなくなった後すみやかに健康診断を行うものとする。
2　第1項の健康診断における結核の有無の検査において結核発病のおそれがあると診断された者（第6条第3項第4号に該当する者に限る。）については，おおむね6か月の後に再度結核の有無の検査を行うものとする。
(検査の項目)
第6条　法第13条第1項の健康診断における検査の項目は，次のとおりとする。
一　身長及び体重　　　二　栄養状態
三　脊柱及び胸郭の疾病及び異常の有無並びに四肢の状態
四　視力及び聴力　　五　眼の疾病及び異常の有無
六　耳鼻咽頭疾患及び皮膚疾患の有無
七　歯及び口腔の疾病及び異常の有無
八　結核の有無
九　心臓の疾病及び異常の有無
十　尿
十一　その他の疾病及び異常の有無
2　前項各号に掲げるもののほか，胸囲及び肺活量，背筋力，握力等の機能を，検査の項目に加えることができる。

2．健やか親子21と子育て支援

(1) 健やか親子21 (第2次)

　健やか親子21は，21世紀の母子保健の取り組み課題を提示し，関係機関等が一体となって課題達成に向けた国民運動として展開されてきている。2001

（平成13）年から始まり，2013（平成25）年に最終報告書が出された。設定課題の8割が改善したと評価を得たが，改善されなかった課題や新たに取り組みが必要な課題もあり，2014（平成26）年「健やか親子21（第2次）」として新たに開始された。

　健やか親子21（第2次）は，10年後に目指す姿として「すべての子どもが健やかに育つ社会」とし，日本全国どこで生まれても，一定の質の母子保健サービスが受けられ，かつ命が守られるよう地域間での健康格差をなくすため，3つの基盤課題と2つの重点課題が設定された（図2-3）。

　課題達成のためには，国や地方公共団体，企業や学術団体などが連携して取り組むだけではなく，私たち一人一人が，親子を取り巻く温かな環境づくりへの関心と理解を深め，主体的に取り組むことが求められている。

（2）子育て支援

　1990（平成2）年の「1.57ショック」を契機に，さまざまな子育て支援が展開されてきた。子育て支援は，妊娠から子育て期まで切れ目のない支援を展開することで，子育て不安を軽減するとともに，社会全体（国や企業，地域など）で子育てしやすい環境を提供しようとするものである。現在は，「子ども・子育て支援新制度」の下で子育て支援が展開されている。この制度は，2012（平成24）年に成立した「子ども・子育て支援法」「認定こども園法*の一部を改正する法律」「子ども・子育て支援法及び認定こども園法の一部を改正する法律の施行に伴う関係法律の整備等に関する法律」の3法をもとに，保育所，幼稚園，認定こども園における質の高い保育や教育の提供とともに，保育が必要な家庭だけではなく，すべての家庭を支える地域的な支援を図ることを目的に多くの「地域子ども・子育て支援事業」が実施されている（表2-2）。

　また，市区町村には「子育て世代包括支援センター」を設置し，関連機関が有機的に連携して子育て支援を展開していくことが求められている。

---

*　認定こども園法は略称であり，正式な法律名は「就学前の子どもに関する教育，保育等の総合的な提供の推進に関する法律」である。

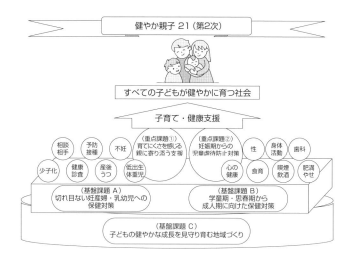

「健やか親子21（第2次）」における課題の概要

	課題名	課題の説明
基盤課題A	切れ目ない妊産婦・乳幼児への保健対策	妊娠・出産・育児期における母子保健対策の充実に取り組むとともに、各事業間や関連機関間の有機的な連携体制の強化や、情報の利活用、母子保健事業の評価・分析対策の構築を図ることにより、切れ目ない支援体制の構築を目指す。
基盤課題B	学童期・思春期から成人期に向けた保健対策	児童生徒自らが、心身の健康に関心を持ち、より良い将来を生きるため、健康の維持・向上に取り組めるよう、多分野の協働による健康教育の推進と次世代の健康を支える社会の実現を目指す。
基盤課題C	子どもの健やかな成長を見守り育む地域づくり	社会全体で子どもの健やかな成長を見守り、子育て世代の親を孤立させないよう支えていく地域づくりを目指す。具体的には、国や地方公共団体による子育て支援施策の拡充に限らず、地域にある様々な資源（NPOや民間団体、母子愛育会や母子保健推進員等）との連携や役割分担の明確化が挙げられる。
重点課題①	育てにくさを感じる親に寄り添う支援	親子が発信する様々な育てにくさ(*)のサインを受け止め、丁寧に向き合い、子育てに寄り添う支援の充実を図ることを重点課題の一つとする。 (*) 育てにくさとは：子育てに関わる者が感じる育児上の困難感で、その背景として、子どもの要因、親の要因、親子関係に関する要因、支援状況を含めた環境に関する要因など多面的な要素を含む。育てにくさの概念は広く、一部には発達障害等が原因となっている場合がある。
重点課題②	妊娠期からの児童虐待防止対策	児童虐待を防止するための対策として、①発生予防には、妊娠届出時など妊娠期から関わることが重要であること、②早期発見・早期対応には、新生児訪問等の母子保健事業と関係機関の連携強化が必要であることから重点課題の一つとする。

図2-3　健やか親子21（第2次）

(厚生労働統計協会編：国民衛生の動向 2018/2019, p.110, 2018)

表2-2　地域子ども・子育て支援事業

① 子どもまたは子どもの保護者からの相談に応じ，必要な情報の提供及び助言等を行う事業（利用者支援事業）
② 時間外保育の費用の全部または一部の助成を行うことにより必要な保育を確保する事業（延長保育事業）
③ 世帯の所得の状況その他の事情を勘案して市町村が定める基準に該当する支給認定保護者が支払うべき教育・保育に必要な物品の購入に要する費用等の全部または一部を助成する事業（実費徴収に係る補足給付を行う事業）
④ 多様な事業者の能力を活用した特定教育・保育施設等の設置または運営を促進するための事業（多様な事業者の参入促進・能力活用事業）
⑤ 放課後児童健全育成事業
⑥ 子育て短期支援事業
⑦ 乳児家庭全戸訪問事業（こんにちは赤ちゃん事業）
⑧ 養育支援訪問事業，要保護児童対策地域協議会その他の者による要保護児童等に対する支援に資する事業（子どもを守る地域ネットワーク機能強化事業）
⑨ 地域子育て支援拠点事業
⑩ 一時預かり事業
⑪ 病児保育事業
⑫ 子育て援助活動支援事業（ファミリー・サポート・センター事業）
⑬ 妊婦に対しての健康診査を実施する事業
（⑤〜⑫は児童福祉法，⑬は母子保健法が定める事業である）

（社会福祉の動向編集委員会編，社会福祉の動向2018，中央法規，p.134，2017から抜粋）

3．病児保育

　病児保育は，1966（昭和41）年世田谷区の民間保育所の嘱託医が病院内の一室で病気の子どもを預かったのが最初の病児保育室の始まりとされている[1]。
　現在は，児童福祉法（第6条の3第13項）および子ども・子育て支援法（第59条第11項）において，「疾病にかかっている保育を必要とする乳幼児及び家庭において保育を受けることが困難となった小学生を保育所，認定こども園，病院，診療所等の施設において保育を行う事業」と定められており，2015（平成27）年〔2017（平成29）年一部改正〕の「病児保育事業実施要綱（厚生労働省雇用均等・児童家庭局長通知）」により進められている。この実施要綱では，事業の目的を「保護者が就労している場合等において，子どもが病気の際に自宅

表2-3　病児保育事業の事業類型ごとの比較

	① 病児対応型・病後児対応型	② 体調不良児対応型	③ 非施設型（訪問型）	④ 送迎対応
事業内容	地域の病児・病後児について，病院・保育所等に付設された専用スペース等において看護師等が一時的に保育する事業	保育中の体調不良児を一時的に預かるほか，保育所入所児に対する保健的な対応や地域の子育て家庭や妊産婦等に対する相談支援を実施する事業	地域の病児・病後児について，看護師等が保護者の自宅へ訪問し，一時的に保育する事業 ※平成23年度から実施	病児・病後児対応型及び体調不良児対応型について，保育中に体調不良となった児童を送迎し，病院等の専用スペースで一時的に保育をする事業
対象児童	当面症状の急変は認められないが，病気の回復期に至っていないことから（病後児の場合は，病気の回復期），集団保育が困難であり，かつ保護者の勤務等の都合により家庭で保育を行うことが困難な児童であって，市町村が必要と認めた乳幼児又は小学校に就学している児童	事業実施保育所に通所しており，保育中に微熱を出すなど体調不良となった児童であって，保護者が迎えに来るまでの間，緊急的な対応を必要とする児童	病児及び病後児	保育中に体調不良となった児童であって，保護者が迎えに来るまでの間，緊急的な対応を必要とする児童
実施要件	■ 看護師等：利用児童おおむね10人につき1人以上配置 ■ 保育士：利用児童おおむね3人につき1人以上配置 ■ 病院・診療所，保育所等に付設された専用スペース又は本事業のための専用施設　等	■ 看護師等を常時1人以上配置（預かる体調不良児の人数は，看護師等1人に対して2人程度） ■ 保育所の医務室，余裕スペース等で，衛生面に配慮されており，対象児童の安静が確保されている場　等	■ 預かる病児の人数は，一定の研修を修了した看護師等，保育士，家庭的保育者のいずれか1人に対して，1人程度とすること　等	■ 保育所等から体調不良児の送迎を行う際は，送迎用に自動車に看護師又は保育士が同乗し，安全面に配慮が必要 ■ 送迎はタクシーによる送迎を原則とする

（内閣府HP：子ども・子育て支援新制度について（平成30年5月），2018年11月アクセス）

での保育が困難な場合がある。こうした保育需要に対応するため，病院・保育所等において病気の児童を一時的に保育するほか，保育中に体調不良となった児童への緊急対応並びに病気の児童の自宅に訪問するとともに，その安全性，安定性，効率性等について検証等を行うことで，安心して子育てができる環境を整備し，もって児童の福祉の向上を図ることを目的とする」としている。

病児保育事業には，病児対応型，病後児対応型，体調不良児対応型，非施設型（訪問型），送迎対応があり，それぞれの特徴は表2-3のとおりである。

病児保育事業は，2016（平成28）年度実績で，病児対応型896か所，病後児対応型619か所，体調不良児対応型1,046か所，非施設型11か所[2]で，延べ640,441人が利用している。年々，施設数，利用児童数ともに増加しているが，保護者にとってはまだまだ身近な存在ではない。保育者は保育施設の周辺地域にある病児保育室を紹介するなど，やむを得ず預ける必要がある場合には保護者が安心して預けることができるよう支援していきたい。

4．在宅医療（医療的ケア）

1980（昭和55）年以降，高齢者を中心に在宅医療が進められてきた。在宅医療とは，「慢性的な疾病や障がいがあって継続した治療管理が必要であるが，患者自身あるいは家族の介護の下に家庭生活を送りながら進める医療」といわれている[3]。近年の医療技術等の進歩により，かつては医療機器があるために長期入院となっていた子どもたちが，家庭で過ごすことができるようになり，在宅に移行する子どもたちが増えている。家庭で過ごすには，経管栄養や口腔内吸引など病院では医師や看護師しかできなかった行為を，家庭では家族が行わなくてはならない。そのため，治療行為として医師や看護師の医療行為と日常的に生活の中で家族が行う医療行為を区別して，「医療的ケア」と呼ぶようになった（表2-4）。

子どもにとって家族と共に暮らすことは当たり前であり，子どもの発達に好影響を及ぼすことはいうまでもない。しかし，医療機器の下で治療管理が必要なため，病状が安定して家庭で暮らすことはできても，保育所や幼稚園，学校等に登園，通学するにはさまざま困難がある。そのような中，2016（平成28）年6月の「障害者の日常生活及び社会生活を総合的に支援するための法律（障害者総合支援法）及び児童福祉法の一部を改正する法律（第56条の6第2項）」において，「地方公共団体は，

表2-4　子どもに多い主な医療的ケア

・自己注射
・自己導尿
・経管栄養
・中心静脈栄養
・酸素療法
・気管切開管理
・人工呼吸器管理
・腹膜灌流透析　　など

（在宅医療に関連する診療報酬項目より）

人工呼吸器を装着している障害児その他の日常生活を営むために医療を要する状態にある障害児が，その心身の状況に応じた適切な保健，医療，福祉その他の関連分野の支援を受けられるよう，保健，医療，福祉その他の各関連分野の支援を行う機関との連絡調整を行うための体制の整備に関し，必要な措置を講ずるように努めなければいけない」と，地方公共団体に対し連携推進の努力義務が課せられた。また，家庭外で子どもが過ごすには，家族だけしかできない医療的ケアでは，家族に多くの負担を強いることにもなる。そのため，医療や看護との連携の下，保育士を含む介護職員や教員なども一定の研修を受けて，痰の吸引（口腔内，鼻腔内，気管カニューレ内部）や経管栄養（胃ろう，腸ろう，経鼻経管栄養）を実施することができるようになった（「社会福祉士及び介護福祉士法」による認定特定行為業務従事者による特定行為）。

　厚生労働省は，「保育所等において医療的ケア児の受入れを可能にするための体制を整備し，医療的ケア児の地域生活支援の向上を図る」ことを目的に，医療的ケア児保育支援モデル事業を推進している。受入れ状況は，2016（平成28）年は，292か所，323人であった[4]。

　在宅医療の推進に伴い，医療的ケア児も増えていくことが予測される。子どもや保護者（家族）にとって，また支援する保育施設側にとっても，安心・安全な支援体制を整えていくことが必要である。

🌸 考えてみよう

① 自分が住む地域には，どのような子育て支援が行われているか調べてみよう。
② 医療的ケアの必要な子どもが保育所等に入園してくることを想定して，どのような支援が必要か話し合ってみよう。

■引用文献

1) 帆足英一監修：必携病児保育マニュアル Vol 1，全国病児保育協議会，p.15，2018
2) 内閣府 HP：子ども・子育て支援新制度について（平成 30 年 5 月），2018 年 11 月アクセス
3) 船戸正久・高田哲編：医療従事者と家族のための小児在宅医療支援マニュアル，MC メディカ出版，p.29，2006
4) 厚生労働省 HP：医療的ケアが必要な障害児への支援の充実に向けて　平成 30 年 10 月 3 日厚生労働省社会・援護局障害保健福祉部障害福祉課障害児・発達障害者支援室，2018 年 11 月アクセス

■参考文献

・母子衛生研究会：わが国の母子保健　平成 30 年版，2018
・厚生労働統計協会編：国民衛生の動向 2018/2019，2018
・教員養成系大学保健協議会編：学校保健ハンドブック第 6 次改訂，ぎょうせい，2014
・社会福祉の動向編集委員会編：社会福祉の動向 2018，中央法規，2017

第3章
子どもの心身の発育・発達と保健

　人は生涯発達し続ける存在である。乳幼児期のみならずそれ以降も視野に入れ、見通しを持って発達を捉えていくことが重要である。本章では、特に身体的側面に焦点を当て、身長・体重などの量的側面の変化や臓器別の生理学的特徴について解説する。子どもの発達は、個別性があるが、おおよその発達の目安を理解し、日々の保育に生かすとともに、発達上の遅れや疾病の早期発見につなげていくことが大切である。

1. 子どもの発育・発達の特徴

　人間は受精から死に至るまで、その心身の構造と機能を変化させ発達を遂げている。特に、子どもはその変化が目に見えて大きいことが特徴で、身体的発達、情緒的発達、認知的発達、社会性の発達など、さまざま側面が相互に関連し、分化・統合を繰り返しながら発達している。子どもの持つ資質や能力は一人一人異なるが、発達には大まかな道筋があり、また発達の時期ごとにある課題を克服（獲得）していくことで、自ら価値ある存在として認め、社会の中で生きる力となっていく。文部科学省は、子どもたちの発達の特徴と取り巻く社会環境を考慮して、表3-1のようなその時期に重視すべき課題を示している。乳幼児期は、人として社会の中で生きていく上での基盤をつくる時期である。乳幼児期以降の学童・思春期、またそれ以降の生涯を見据えて発達を捉えていくことが重要である。

(1) 乳　児　期

　乳児期は、出生から幼児期への約1年の時期である。胎内生活から外界生活

表3-1 子どもの発達段階ごとの重視すべき課題

発達段階	重視すべき課題
乳幼児期	・愛着の形成 ・人に対する基本的信頼感の獲得 ・基本的な生活習慣の形成 ・十分な自己の発揮と他者の受容による自己肯定感の獲得 ・道徳性や社会性の芽生えとなる遊びなどを通じた子ども同士の体験活動の充実
学童期 (小学校 低学年)	・「人として,行ってはならないこと」についての知識と感性の涵養や,集団や社会のルールを守る態度など,善悪の判断や規範意識の基礎の形成 ・自然や美しいものに感動する心などの育成(情操の涵養)
学童期 (小学校 高学年)	・抽象的な思考の次元への適応や他者への思いやりなどの涵養 ・自己肯定感の育成 ・自他の尊重の意識や他者への思いやりなどの涵養 ・集団における役割の自覚や主体的な責任意識の育成 ・体験活動の実施など実社会への興味・関心を持つきっかけづくり
青年期 (中学生)	・人間としての生き方を踏まえ,自らの個性や適性を探求する経験を通して,自己をみつめ,自らの課題と正面から向き合い,自己の在り方を思考 ・社会の一員として他者と協力し,自立した生活を営み力の育成 ・法やきまりの意義の理解や公徳心の自覚
(高校生)	・人間としての在り方・生き方を踏まえ,自らの個性・適性を伸ばしつつ,生き方について考え,主体的な選択と進路の決定 ・他者の善意や支えへの感謝の気持ちとそれに応えること ・社会の一員としての自覚を持った行動

(文部科学省:子どもの徳育の充実に向けた在り方について(報告),子どもの徳育に関する懇談会,2009)

へ適応し,体重が生まれたときの3倍になるなど身体が急激に発育する。運動機能は,寝たきりの赤ちゃんからよちよち歩き(歩行)が始まり,視覚・聴覚などの発達とともに認知機能も発達し,模倣や意味のある言葉を発するようになる。また,乳汁に依存していた時期から離乳期を経て固形食が食べられるようになるなど,自分の力で社会に踏み出す第一歩ができあがる。この時期は,養育者の愛情と保護の下に世話されることが発達にとって最も重要となる。

(2) 幼児期

　幼児期になると，運動機能はさらに発達して歩行が確立し，走る，飛ぶなどの基本的な運動動作を獲得していく。認知発達，言語発達もめざましく，それまでの養育者への依存状態から自分の意思による行動がみられるようになる。そのため，行動範囲が広がり，さまざまなものに関心を示し，子ども同士の遊びも盛んになっていく。また，この時期は，食事，排泄，清潔，睡眠，着脱の生活習慣行動を身に付ける時期で，養育者によるしつけも始まる。いつも自分の思う通りにはいかないことを学習しながら，徐々に自立の方向に進んでいく。

(3) 学童期

　学童期は，身体的には穏やかな発達で，疾病の罹患率なども下がってくる。一方，心理・社会的には，学校に入学するという，これまでの家庭を中心とした環境からまったく異なる環境に移行するため，大きなストレスとなることがある。また，この時期は，学校生活を通して情緒的，知的，社会的発達が大きく促されるため，何かに打ち込むことで自己肯定感を見出す反面，劣等感も味わう。集団生活にうまく馴染めないと，いじめや不登校などの問題も顕在化する。

(4) 思春期・青年期

　思春期・青年期は，子どもから大人への移行期間であり，身体的には性成熟（第二次性徴）の過程を経験しながら，自分の生き方を模索する時期である。親との関係より仲間関係を重視し，親や社会への葛藤を克服しながら，個人として独立した社会生活に移行していくようになる。法的には刑事責任年齢になり，これまでの保護される対象から，労働ができ，運転免許の取得が可能になるなど，社会的責任を負うことも学んでいく時期である。

2. 発育・発達の原則と発育に及ぼす影響要因

(1) 発育・発達の原則

発達はさまざまな側面を有しているが，いくつかの原理，原則の上に進んでいる（表3-2）。

(2) 発達に及ぼす影響要因

発達は，内部要因（遺伝因子などの個体の要因）と外部要因（子どもが関わる環境）の相互作用によって営まれていく。内部要因や外部要因からも影響を

表3-2　発達の原理

個体と環境の相互作用	発達は，遺伝的素質などの個体的要因と子どもの経験としての環境的要因の相互作用によってなされる。
分化と統合	発達は構造や機能が，一様で未分化な状態から，多様で分化した状態に変化し，また，分化したもの統合する過程である。統合化は，中心的な構造や機能にほかが従属する階層化も含む。
発達の連続性（図3-1）	発達は，断続的・突発的な過程でなく，連続的・漸進的過程である。前の段階の発達の遅速は，後の段階に影響する。
発達の順序性	歯や骨の発達の順序，移動運動などの発達，言語や思考の発達にも一定の順序がみられる。
発達の方向性（図3-2）	たとえば，運動の発達では，「頭部から脚部へ」「中心部から末梢部へ」というように，発達は一定の方向性をもつ。
発達のリズム（図3-4）	体重が著しく増加する充実期があれば，急速に身長が伸びる伸長期がそれに続くように発達の速度は，時期によって異なり，一定のリズムを伴って進む。
発達の相互関連性	身体・運動機能が発達すると，それに伴って精神発達や社会性も促進されるように，それぞれの領域の発達は，相互に関連して進む。
発達の個人差	発達には，一定の順序，一定の方向があるが，発達する速度，可能性の発現する時期，達成の程度などには個人差がみられる。
発達の臨界期	ローレンツの「刻印づけ」の研究にみられるように，ある学習が生後の極めて早い時期になされ，いったん形成されると，後で消失したり，変容することが困難な場合がある。人間の発達においても感覚遮断や母子分離などの影響が考えられている。

（平井，1988より）
　　　　（上里一郎：臨床心理学と心理学を学ぶ人のための心理学基礎事典，至文堂，p.143，2002）

2．発育・発達の原則と発育に及ぼす影響要因　29

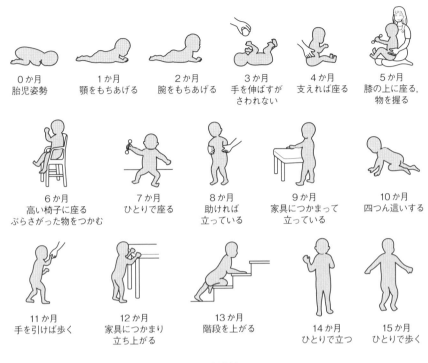

図3-1　発達の連続性（Shirley, 1931）

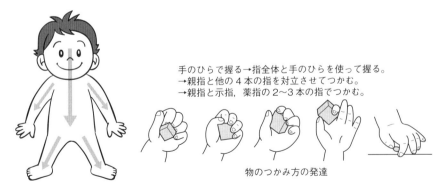

図3-2　発達の方向性

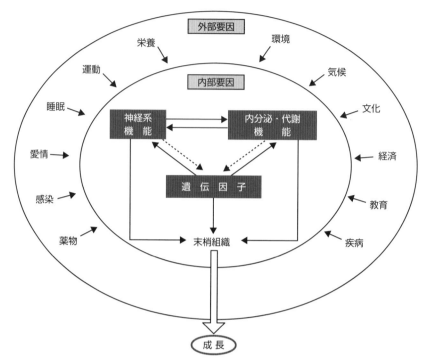

個体の成長は遺伝因子に加え，その他のさまざまな内部要因や，さらには運動や栄養，文化などの外部要因にも影響される。

図3-3　成長に影響を与える要因

(坂井建雄・岡田隆夫：系統看護学講座　専門基礎分野　解剖生理学：人体の構造と機能1，医学書院，p.513，2014)

受ける。特に子どもの発達には，栄養，愛情など子どもを取り巻く家庭や社会の影響は大きく，発達を促すための適切な環境を整えることが重要である（図3-3）。

3．身体発育と評価

（1）身体発育の過程

　子どもの健康・発達状態を把握する上で欠かすことのできない情報である発

育は，臓器や器官の機能の発達，運動発達や認知・精神発達を反映する。発育の速度は，急激な時期と緩やかな時期があり，乳幼児期は第一発育急進期とも呼ばれ，身体の発育が著しい。各臓器・器官でその速度は異なり，スキャモンの発育曲線は臓器や器官を4種類に分類し，そのパターンを示している（図3-4）。身長や体重など筋肉・骨格，血液量などに関わる発育は一般型に主に反映される。脳神経の発達の指標である頭囲は神経型に反映される。

子どもの発育は，継続的に捉えていくことが重要であり，母子健康手帳などから出生時の情報も把握し，評価をしていく。

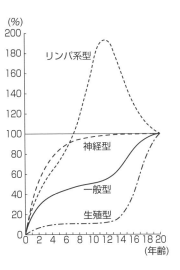

図3-4　スキャモンの発育曲線
(Scammon, 1930)

1）体重の発育

体重は骨格や筋肉，脂肪，内臓，さらに血液，水分など身体のあらゆる部分に関連している。測定が簡便であり，健康状態の評価に用いやすい。測定の際は，できる限り一定の条件下（時間，着衣，排泄後）で行うことが望ましい。

a）新生児期

出生時の平均体重は約3,000 gである。出生後3〜5日に体重が出生時より3〜10%減少する（生理的体重減少）。これは，出生直後は哺乳量が少ないにもかかわらず，胎内でためていた胎便の排出や呼吸による不感蒸泄*，尿の水分排泄など排泄量が上回り生じる。出生後7〜10日目には，出生時の体重に戻る。

b）乳幼児期

乳児期に入ると，体重は急速に増加し，生後3か月で出生時の約2倍，1歳で約3倍になる。1日当たりの体重増加は，月齢とともにその増加量は緩やかになる。幼児期では，2歳で出生時の約4倍，3〜4歳で約5倍となる。1歳

---

*　不感蒸泄：皮膚からの発汗と呼吸をするときに失われる水分の量であり，子どもは大人よりも発汗が多く，呼吸の回数も多いため，不感蒸泄により水分を失いやすい。

から6歳ごろまで1年におおよそ2kg増加する。

　c）学童期以降

　学童期の前半は年間の体重増加量が小さくゆっくりした発育経過をたどる時期である。学童期の後半から思春期に入り，体重の増加は急速になる。一般的に，女子の方が男子よりも急速になる年齢が早い。

2）身長の発育

　身長は身体の大きさを表す目安である。身長計測は誤差が生じやすく，特に仰臥位から立位へ変更した際には留意する。

　出生時の身長は，平均約50cmである。1歳で出生時の約1.5倍，4歳で約2倍になる。幼児期は体重に比べ，身長の伸びが大きく，体型がスリムになっていく。

　身長の発育が著しい時期は，体重と同様で乳児期と思春期である。

3）頭囲・胸囲

　頭囲は頭蓋や脳の発育状態を示し，神経系の発達を反映する。胸郭には，心臓や肺など重要な諸臓器が包まれ，胸囲はこれらの臓器の発育状態を示す。

　a）頭　囲

　眉と眉の間の中間点（眉間）と後頭部の最も突出した部分（後頭結節）を結ぶ線の長さを示す（図3-5）。出生時は約33cm，生後1歳で約45cmと乳児期に著しく増加する。しかし，その後の増加は緩やかであり，2歳で48cm前後となる。

　b）胸　囲

　背中の肩甲骨の直下部と胸部の乳頭の真上を通る周囲の長さである（図3-5）。出生時は約32cm，生後1歳で約45cmとなる。

　c）頭囲と胸囲のバランス

　出生時は，頭囲が胸囲よりもやや大きく，生後1年でほぼ等しくなる。生後1歳を過ぎると胸囲が頭囲を上回る。1歳を過ぎても，胸囲より頭囲が大きい場合には，脳神経や栄養面での疾患が生じていることが考えられ，医療機関の受診を検討する。

3．身体発育と評価   33

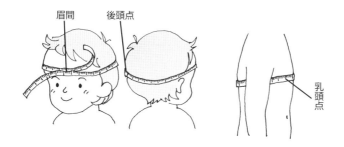

図3-5　頭囲・胸囲の測定

4）骨　成　熟

　骨は，軟骨から硬い骨になる軟骨性骨と結合組織の中に石灰質が沈着して骨となる結合組織性骨の2種類の骨化の過程がある。これらの過程は，出現する順序や進行がおおむね決まっている。そのため，骨の発達は骨年齢として，身体の生理学的な年齢を知る指標として用いられる。

a）手　根

　手根骨は，簡便にX線撮影ができるため，骨年齢の推定によく使われる。手根骨は出生時から発達とともに徐々に増え，12歳ごろに10個の骨が出現し，成人と同じとなる。出現する骨の順序も男女差はあるが，一定である（図3-6）。

b）頭　蓋

　頭蓋は脳頭蓋と顔面頭蓋からなっている。脳頭蓋は7つの平らな骨からなり，骨と骨の結合部を縫合と呼ぶ。乳児は脳の発達過程であり，頭蓋骨の縫合が完成していない。出産時狭い産道を通るために，頭蓋同士が重なり合い，頭の大きさをできるだけ小さくして生まれてくる。後頭骨と頭頂骨に囲まれた部分は小泉門といい，生後数か月以内に閉鎖する。前頭骨と頭頂骨に囲まれた部分は大泉門と呼ばれ，脳の増大とともに生後9～10か月までは開存し，その後縮小して，生後18か月ごろに閉鎖する（図3-7）。大泉門の大きさや閉鎖時期は子どもの健康状態や発育の把握に有用である。

c）歯

　乳歯は生後6～7か月ごろから生え始め，1歳で8本，2歳半で20本生え揃う。6歳ごろから乳歯が抜け始め，永久歯が生え始める。永久歯がすべて揃う

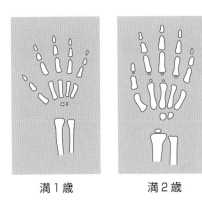
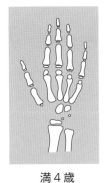
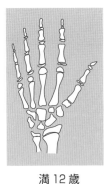

| 満1歳 | 満2歳 | 満4歳 | 満12歳 |

図3-6 手根骨の成長

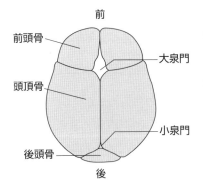

図3-7 新生児の頭蓋

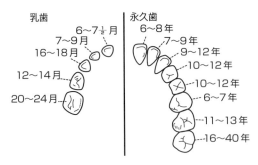

図3-8 歯の萌出時期

と32本になる（図3-8）。子どもの歯の発育は、咀嚼の働きのみならず、上顎・下顎の発育へ影響を及ぼし、顔面の発育とも関連している。

歯は萌出する前から形成が始まっており、永久歯であっても一部は胎児期から始まっている。そのため、胎児期や乳幼児期の栄養や虫歯予防が重要となる。

（2）身体発育の評価

1）発育評価

身体の発育のバランスは主に、身長と体重で評価され、乳幼児期には頭囲や胸囲も評価に加わる。発育の評価は、身長や体重など数値のみならず、測定時の子どもの皮膚の色や傷の有無、皮下脂肪や筋肉の状態もよく観察し、総合的に判断する。

a）一般的な基準値・発育曲線を用いた評価

乳幼児の発育の基準は，厚生労働省が10年ごとに実施する全国規模の乳幼児身体発育調査の結果に基づき，広く用いられる（図3-9）。基準で用いられるパーセンタイルとは，全体を100としたときに，小さい方から数えてどの順位であるかを示す。例えば身長が100人中3番目に高ければ，97パーセンタイルとなる。50パーセンタイルは中央値と呼ばれ，この値よりも大きい人が半数，小さい人が半数となる。

このパーセンタイルを曲線で示したものが，発育曲線であり，母子健康手帳にも簡易な形で掲載されている。身体の発育は経時的な評価が肝要であり，発育曲線を用いて，グラフ上に測定値を記載していくことで評価がしやすくなる。3パーセンタイル未満，もしくは97パーセンタイルを超える場合は，発育の偏りが考えられ，経過を注意深く観察していく必要がある。ただし，出生時の発育やこれまでの経過にも留意し，安易に発育異常とは判断しない。

b）指数による評価

身長と体重の相互の関係を考慮し，体型や栄養度などの判定や評価に用いられる。一般的にはbody mass index（BMI）が用いられ，乳幼児期はカウプ指数が参考にされる。月齢により判定基準が異なる（表3-3）。

　　カウプ指数 = 体重（g）÷ 身長（cm）^{2} × 10

c）発育評価で留意する事項

＜低出生体重児＞

出生体重が小さい場合には，上記の方法をそのまま当てはめることはできない。出生時体重が1,500g以上であれば，在胎期間を修正した月齢を用いることで一般的な発育曲線を用いることが可能である。在胎週数に比して出生時体重が著しく少なかった子どもは，発育の速さが遅くなる場合が多いため，注意して観察をしていく。

表3-3　カウプ指数の評価

年齢（月齢）	3～12か月	満1歳	1.5～2歳	3～5歳
やせ～やせすぎ	16以下	15.5以下	15以下	14.5以下
標　準	16～18	15.5～17.5	15～17	14.5～16.5
太り気味から太りすぎ	18以上	17.5以上	17以上	16.5以上

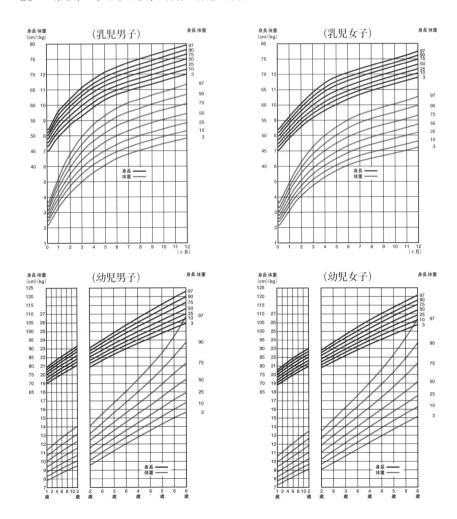

注1：身長と体重についてそれぞれ7本の線は，下から3，10，25，50，75，90および97の各パーセンタイル値を示す。
注2：幼児の1歳代の身長は仰臥位身長を示して，2歳以降は立位身長を示す。

図3-9 乳幼児発育曲線（身長，体重，男女別）

（厚生労働省：平成22年乳幼児身体発育調査報告書，2010より作図）

＜体重増加不良＞

以下の場合には体重増加不良が疑われる。
・発育曲線において，体重が持続的に3パーセンタイル未満である。
・発育曲線のプロット（印と印）が，右上に上がらず平たんであり，曲線を2本以上横切る。

体重増加不良は，疾患に起因する場合とそうでない場合がある。後者が大半を占め，原因は栄養摂取方法や環境，母子関係が関連していたり，原因不明のこともある。体重増加不良が認められた場合には，家庭環境や保護者の養育状況を丁寧に評価していく。

＜肥　満＞

実測体重が標準体重の何％増であるかを表す肥満度が有効である。幼児期は15％以上が肥満とされ，30％以上であれば高度の肥満である。3歳前後からの肥満は成人移行する確率が高い。発育曲線において，プロットが急激に右上に上がり，成長曲線をまたぐときには注意が必要である。

成長期である幼児期には，体重増加を緩やかに抑えるよう生活や栄養面を考慮し，時間をかけた観察が重要である。乳幼児期にミルクや食事の制限は行わない。

＜低身長＞

発育曲線で3パーセンタイル以下の身長を低身長と示すことが多い。この中には，健康な体質的な低身長も含まれる。低身長を早期発見するためには，経時的な評価が必要であり，年間の身長増加が少ない場合に注意が必要である。3パーセンタイル未満が2年以上続いたとき，また3歳前半で身長が88 cm以下，1歳半から3歳の間で身長の伸びが7 cm以下の場合には，医療機関の受診を勧める。

4．生理機能の発達

(1) 呼吸器系

1) 呼吸器系の構造と機能

体内の細胞が活動するためには酸素（O_2）が欠かせない。呼吸とは，体内

に必要な酸素を取り込み、体内で不要になった代謝産物である二酸化炭素（CO_2）を排出する「ガス交換」を行うことである。肺の中にある肺胞で行われるガス交換は外呼吸、肺胞から取り入れられた酸素が各臓器の組織細胞に運ばれて行われるガス交換を内呼吸という。呼吸器は、気道（鼻腔・咽頭・喉頭・気管・気管支）と肺（肺胞）で構成される（図3-10）。

鼻腔は空気を温め、加湿するなど空調機能を持っている。鼻腔の中は血管が多く、特に鼻中隔軟骨の下端部には多く、キーゼルバッハ部位と呼ばれ、鼻出血の約80%はこの部位から生じる（図3-11）。

咽頭には、咽頭扁桃・口蓋扁桃・舌扁桃などのリンパ組織が豊富にあり、細菌やウイルスの侵入を防いでいる。乳児期から就学前後まではリンパ組織が発達する時期であり、生理的に肥大している。咽頭には中耳とつながる耳管があり、耳の圧力の調整や滲出液の排出を行っている。乳幼児期はこの耳管が大人よりも傾斜が少なく、水平に近いため、咽頭からの細菌が侵入しやすい。

喉頭は空気の通り道であるとともに、声門による発声器の役割も担う。

気管は左右の気管支に分かれ、肺に入り、気管支の先端は肺胞と呼ばれる小さな袋になる。肺胞では、体内の二酸化炭素を運んできた心臓からの血液との間で外呼吸が行われる。

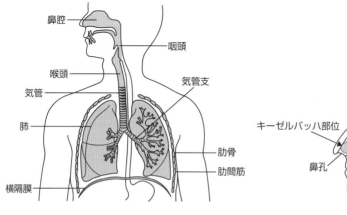

図3-10　呼吸器系の構造

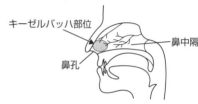

図3-11　キーゼルバッハ部位

2）呼吸運動

肺への空気の出入りは，胸郭の運動によって行われる。胸郭は，脊柱・肋骨・胸骨で囲まれ，その内部を胸腔という。呼吸運動は，肋骨の間にある外肋間筋や内肋間筋，横隔膜などの筋肉によって行われる。体内の酸素と二酸化炭素の濃度が一定に保たれるよう，脳の中枢で呼吸は調整されている。

乳児期は，呼吸に使う筋肉が発達途上で，肋骨の形はほぼ水平であることから胸郭を広げる機能が不十分である。そのため2歳ごろまで腹式呼吸を行っている。肋骨が下降し，呼吸に関連する筋肉が発達することで，幼児期・学童期以降には胸腹式呼吸へと変化する。

3）乳幼児期の呼吸器の特徴

乳幼児期は呼吸の機能が未熟であり，呼吸障害を起こしやすく，急激に悪化しやすい。そのため，十分な観察を行い，異状の早期発見に努める。以下に特徴を示す。

- ・肺の面積が小さいため，呼吸の回数を増やして必要なガス交換を行っている（表3-4参照）。
- ・呼吸を調整する中枢神経が発達途上であり，呼吸のリズムや深さは変動しやすい。
- ・上気道が狭いため，分泌物などで容易に閉塞しやすい。
- ・新生児・乳児期は鼻呼吸が主体であり，鼻汁や分泌物により呼吸困難に陥りやすい。
- ・呼吸に関連する筋肉が発達途上であり，筋肉が疲労しやすい。

(2) 循環器系

1）主な血管

心臓は，血液を体内に循環する仕組みの中心である。心臓から酸素やエネルギー源，ホルモンや白血球などの物質を送り出す血管を動脈，身体の中で不要になった二酸化炭素や老廃物を回収し，心臓に戻る血管を静脈という。動脈と静脈の末端は細い毛細血管でつながっている。毛細血管でガス交換，エネルギー源や老廃物の受け渡しが行われる。

表3-4 呼吸数と脈拍数

	呼吸数（回数／分）	脈拍数（回数／分）
新生児	40～50	120～140
乳児	30～40	110～130
幼児	20～30	90～120
学童	18～20	80～90
成人	16～18	70～75

（及川郁子監修：健康な子どもの看護，メヂカルフレンド社，2005，p.81より一部改変）

2）体循環と肺循環

血液循環には体循環と肺循環がある。体循環は，心臓から酸素やエネルギー源などの物質を含んだ血液を動脈を通して身体に送り，毛細血管で不要になった老廃物や二酸化炭素を回収し，静脈を通して心臓に戻ることである。肺循環は，心臓に戻ってきた二酸化炭素を含む静脈血を肺に送り，肺胞でガス交換を行い，酸素を受け取った動脈血になり，心臓に戻ることである。

3）心臓の構造

心臓は，壁と弁で4つに区切られている。全身から戻ってきた血液は，右心房に入り，右心室から肺へと流れる。酸素を受け取った血液は，肺から左心房に戻り，左心室から全身に送り出される（図3-12）。

心臓の大きさは，出生時15g程度で，体重増加と同様の曲線を描きながら急速に増加する。6歳で約80～100g，10歳で130～150g，成人では男性が250～300g，女性が200～250g程度である。心臓の重量が増すことで，1回の心拍で送り出される血液量も増え，年齢とともに徐々に心拍数（脈拍数）が減少する（表3-4）。

4）胎児循環

胎児期は出生後とは異なり，肺ではなく母親の胎盤を通して，酸素や栄養の供給，代謝産物の排出が行われる（図3-13）。酸素と栄養が含まれた血液は，胎盤から肺静脈を通り，ほとんどが下大静脈に流入する。下大静脈は右心房に入り，その血液の3分の2は右心房と左心房の間に開いている孔（卵円孔）を通り，左心室を経由して全身に運ばれる。残りの血液は右心房から右心室，肺動脈に入り，動脈管を通り，主に下半身に送られる。肺へはほとんど血液は流

4．生理機能の発達　41

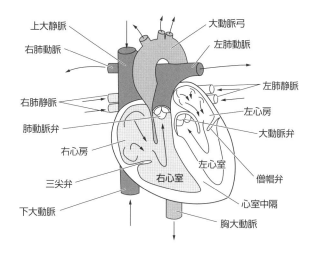

図 3-12　心臓の構造

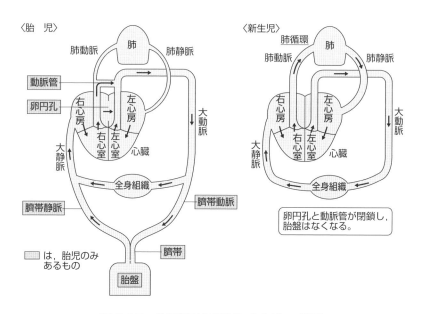

図 3-13　胎児循環と新生児（成人）の循環

入しない。

　胎児期特有の卵円孔や動脈管，静脈管は，出生後に肺呼吸が確立することで閉鎖する。

（3）消化器系
1）消化と吸収

　消化・吸収には，口腔・咽頭・食道・胃・小腸・大腸の消化管と肝臓や膵臓，唾液腺などが関与する（図3-14）。口腔より摂取した食物は，消化酵素や消化管の蠕動運動により体内に取り込むことができる液体の状態になり（消化），主に小腸で栄養分が吸収される。大腸では水分が吸収され，固形の糞便が形成される。

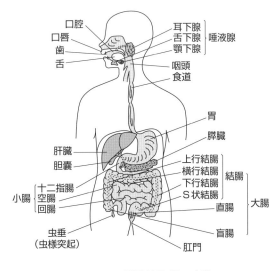

図3-14　消化器各部の名称

2）口腔・咽頭・食道

　口腔内では，咀嚼により唾液と食物を混和する。唾液には炭水化物を分解する酵素が含まれるほか，殺菌効果や食物を飲み込みやすくする潤滑作用がある。乳汁が主な栄養である乳児期は分泌量が少なく，生後6か月ごろより分泌量が著しく増加する。

　咽頭の奥では，食物の性状を感知し，食物が大きいと嘔吐反射が生じ，適切な大きさであると嚥下に続く。この咽頭の感覚は特に乳児期に敏感である。食物が咽頭から食道に入る際には，食物が気管に入らないよう喉頭の入り口にある喉頭蓋が閉じる（嚥下反射）。

　生後2か月ごろまでは，本能的に備えている反射により哺乳が行われ，生後2～3か月ごろより随意的な哺乳に移行し，自律哺乳（満腹になると哺乳を中

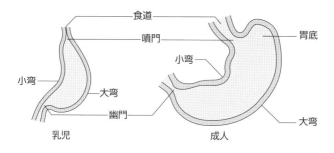

図3-15 胃の形

止する）が可能になる。乳汁のみから栄養を摂取している乳児早期は、液体以外のものを拒否する反応である舌を押し出す反射（舌挺出反射）がみられるが、生後4か月ごろには消失し、離乳の準備に入る。

3）胃

胃に入った食物は、胃液（胃酸・ペプシン・リパーゼなど）と混和され、それぞれの栄養素を吸収しやすい形に分解しながら、液状化される。胃の入り口直上の下部食道括約筋により、胃の内容物の逆流が防止されている。

乳児期は胃の形が縦長でとっくり状であり、年齢とともに水平になり、弯曲がみられるようになる（図3-15）。また、生後2～3か月ごろまでは胃の内容物の逆流を防ぐ下部食道括約筋が十分に発達していない。そのため生理的に乳汁を戻しやすい（溢乳）。

4）小　　腸

胃から小腸で、三大栄養素（炭水化物、たんぱく質、脂肪）は吸収可能な形に分解され、小腸の粘膜から吸収される。小腸は十二指腸、空腸、回腸の3つに分かれ、十二指腸で膵臓から分泌される膵液や肝臓から分泌される胆汁と腸液が食物と混和され、消化が進む。

5）大　　腸

大腸は、上行結腸、横行結腸、下行結腸、S状結腸、直腸からなり、肛門につづく。大腸では、水分が吸収され、分泌される粘液と混ざり、液体状だった内容物を固形化し、糞便となる。また大腸では腸内細菌叢と反応し、ビタミンの合成・吸収が行われる。胎児期には大腸は無菌であり、出生後に口から栄養

を摂取し始めることにより腸内細菌叢の形成が始まる。腸内細菌叢が十分に形成されていない新生児期はビタミンの合成・吸収が不十分となるため、ビタミンKの投与が必要である。離乳期にはおおむね成人と同様の細菌叢となる。

6）排　　便

形成された糞便はS状結腸で貯留され、一日に数回生じる大蠕動により直腸内に糞便が移送される。糞便により直腸は拡張し、その刺激が大脳皮質に伝わり便意を知覚する。便意を感じ、排便の準備が整うと、肛門の括約筋が弛緩し、排便に至る。内肛門括約筋と外肛門括約筋の2種類の括約筋が排便をコントロールしており、外肛門括約筋は随意的にコントロールすることができる。また、腹筋と横隔膜を収縮させ、腹圧を上昇させることで排便を補助する。

新生児期・乳児期には、排便は反射で行われる。生後1か月は大腸で水分を吸収する能力が低く、特に排便回数が多い。大脳皮質が発達する1歳過ぎから、便意を感じることができるようになる。2歳ごろになると便意を我慢することも可能になり、4〜5歳ごろには後始末を含めて排便が自立する。

（4）腎／泌尿器

1）腎・尿路系

腎臓は背中側に2つあり、そら豆型をしている。消化管から吸収された水分は、血液に入り、腎臓へと入る。腎臓に入った血液は、毛細血管の塊である糸球体でろ過され、ろ過された水分が尿細管へ入る。糸球体とろ過された原尿を受け取る糸球体嚢を合わせて、腎小体といい、腎小体と尿細管を合わせてネフロンと呼ぶ。腎臓でろ過される水分の量は一日成人で150Lあり、必要な水分や物質は尿細管で再吸収され、尿となるのはその約1％程度である。尿は集合管、腎盂、尿管を経て、膀胱へ達する（図3-16）。

2）排尿機能

排尿機能には、蓄尿と排尿の2つの機能がある。蓄尿機能は、失禁することなく膀胱内に尿を貯める機能であり、膀胱の筋肉を弛緩させ膀胱の容量を大きくし、尿道括約筋を収縮させ尿が漏れるのを防ぐ。排尿の機能は、膀胱の筋肉を収縮させ、尿道括約筋を弛緩させ、残尿なく蓄尿された尿を排出することである。膀胱に溜まった尿が一定量に達すると、その刺激が大脳皮質に伝わり、

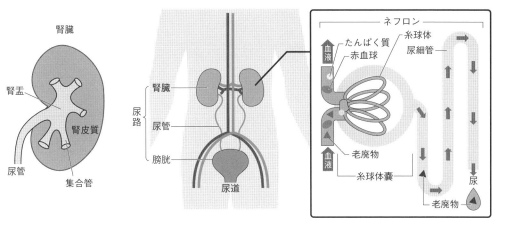

図3-16 腎と尿路系の構造

尿意を感じ，排尿調節が行われる。

新生児期は，蓄尿機能が未熟であり，少量の尿が貯留することで反射的に膀胱が収縮し，排尿に至る。乳児後期になると膀胱に尿が貯留する圧迫感やおむつが浸潤する不快感を感じ始める。1歳ごろには大脳皮質への神経路が発達することで，尿意が伝わるようになり，1歳半から2歳ごろになると意識的に排尿をすることができるようになる。

3）腎臓の機能

腎臓は体内の体液量と体液の組成の安定を維持するために大きな役割を果たしている。体液とは，体重に占める体内水分量である。体重当たりの体液量は年齢が低いほど大きく，新生児は体重の80％，生後3か月は70％，1歳では60％であり成人と同等の割合になる。体液は，脳から分泌される抗利尿ホルモンにより吸収・排泄する量が調整され，安定性が維持される。

乳児期は，尿細管が未熟であり尿を濃縮する力が少なく，体重当たりに占める水分の割合が多く，さらに皮膚や呼吸から失う水分（不感蒸泄）が多い（表3-5）。そのため下痢や嘔吐，多量の発汗などにより容易に脱水に陥りやすい。

(5) 生殖器

生殖器は種族保存のための能力を持つ器官といえる。生殖器には一般的に，

表3-5 一日の水分必要量，不感蒸泄量および尿量

(mL/kg/日)

	乳児	幼児	学童	成人
水分必要量	150	100	80	50
不感蒸泄量	50	40	30	30
尿量	90	50	40	30

(及川郁子監修：健康な子どもの看護，メヂカルフレンド社，2005，p.87)

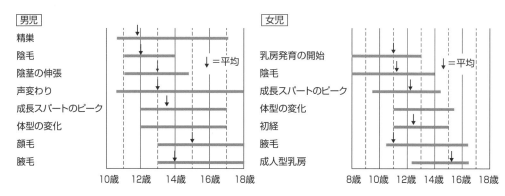

図3-17 第二次性徴の出現

生殖細胞や性ホルモンを産出する性腺，生殖細胞を輸送するための生殖路，生殖細胞の癒合円滑化のための分泌物を出す付属生殖腺，性的結合に役立つ外性器を指す。女性は，卵巣，卵管，子宮，膣，外陰部からなり，加えて乳房も含まれる。男性は精巣，精管，精索，精嚢，前立腺，尿道球腺，陰嚢，陰茎，精液からなる。生殖器は思春期に急速に成長する（第二次性徴）。

第二次性徴の特徴として，女児は乳房の発育，陰毛・腋毛の発生，皮下脂肪の沈着，月経の発来などがあげられる。男児は，睾丸・陰茎の発育，陰毛・腋毛の発生，声変わり，骨格筋の発達，精通などがある。

第二次性徴の出現には図3-17の順序性がある。

(6) 恒常性（体温・血液・免疫・睡眠・内分泌）

恒常性とは，体内の水分量や電解質のバランス，体温や血液中のブドウ糖量などを生命にとって最適な状態に維持するために調節する働きのことをいう。

4．生理機能の発達

1）体　　温

恒温動物である人は，環境の変化にかかわらず体温は一定に維持されている。これは体内の熱産生と体外への熱放散により最適な状態が保たれている。体温は視床下部にある体温調節中枢で調整が行われる。

a）熱産生

人の体温は，36～37℃程度に保たれることで，生命の維持に必要な酵素系の活動が行われるため，熱産生は生体にとって必要不可欠な役割である。

環境温度が下がると，筋肉が収縮することによる筋肉運動（ふるえ）を通して，細胞内での物質代謝を亢進させ，熱とエネルギーの産生を促進する。新生児期は，ふるえによる熱産生は行われず，新生児期に特徴的な褐色脂肪細胞が酸化されることにより，熱産生が行われる。

b）熱放散

熱放散は，深部の臓器から皮膚へ，皮膚から体外への2つの段階で行われる。皮膚から体外への放散は，伝導，対流，輻射，蒸発の4つの経路で行われる。

- 伝導：接触している物体との間で行われ，皮膚温，接触面積，接触物体の温度，熱伝導度によって決まる。
- 対流：空気の流れとの間で行われ，皮膚と環境気温との温度差，空気の流れの速さに関係する。
- 輻射：周囲の物体と壁面との間で行われ，環境温度が低下すると輻射による放熱量が増加する。
- 蒸発：皮膚から失われる水分（汗）や呼吸により水分が蒸散し，熱が放散する。特に新生児期はどちらも多く，熱が奪われやすい。

c）体温の日内変動

子どもは大人より代謝が盛んであるため，大人に比べ体温が高い。乳幼児期は特に熱産生と熱放散の調節が未熟なため，外気温に影響を受けやすく，変動しやすい。午前中は体温が低く，午後は体温が高くなる日内変動は乳児後期からみられるようになり，その振幅は大人に比べ大きい。

2）血　　液

血液は，主に血液成分（45%）と血漿成分（55%）に分類される。血液成分は

主に，赤血球，白血球，血小板から構成されている。赤血球は全身に酸素を運搬し，二酸化炭素を回収して肺へと運ぶ。白血球は体内に入った細菌やウイルスなどに反応し，生体防御の役割を担う。血小板は止血・凝固の機能を有する。血漿成分の大部分は水分であり，そのほかにたんぱく質，糖質（炭水化物），脂質，ホルモン，電解質，老廃物などを含んでいる。

3) 免　　疫

人は多くの種類の細菌，ウイルス，かびなどの微生物とともに生活をしている。これらが体内に侵入した際に，人にとって危害となり，不都合となる異物を排除して，人の正常な営みを守ることが免疫の機能である。この免疫にはあらかじめ備わっている自然免疫とリンパ球の応答により獲得される獲得免疫がある。予防接種は後者の獲得免疫の一つである。

a) 自然免疫

非特異的防御機構ともいわれ，不特定な病原微生物が体内に入ることを防ぐ最初の防御機構である。これには，皮膚や粘膜など直接侵入を防ぐ組織，胃酸や腸内細菌叢，粘液などの分泌液（リチゾーム）が持つ抗菌性物質，病原体が侵入すると無差別に攻撃する白血球の中の好中球や単球などが含まれる。

b) 獲得免疫

特異的免疫といわれ，白血球の中のリンパ球を中心とした免疫応答である。リンパ球にはTリンパ球とBリンパ球があり，Tリンパ球は体内に侵入した病原体（異物）を認識し，直接異物を攻撃するほか，認識された異物に適合した抗体を産生する細胞へと指令を出す役割を果たす。

Bリンパ球はTリンパ球から出された指令を受け，特定の抗体*を作る役割を担う。抗体は免疫グロブリン（Ig）と呼ばれ，IgG，IgA，IgM，IgD，IgEの5種類ある。このうち感染防御作用を持つものはIgG，IgA，IgMである。これらは新生児・乳児期から感染防御の重要な役割を担っている。IgGは胎盤を通って母胎から胎児に移行し，生後3～6か月ごろから最低となり，自己生産が高まる。IgAは母乳に含まれ，自己生産は生後5～6か月ごろから高まる。IgMは母胎からの移行はないが，新生児期から生産能を持っている。早

---

*　抗体：血液中の病原体に対する抵抗物質をいう。体内に侵入してくる病原体は，抗原といわれる。

表3-6　平均睡眠時間

	新生児期	12か月	幼児期	学童期	成人
1日の睡眠時間	17～19	11～13	10～11	8.5～10.5	7～8
昼間の睡眠時間	8.5	2.0～2.5	2.0（2歳）	なし	なし

（筒井真優美編著：小児看護学　子どもと家族の示す行動への判断とケア第6版, 日総研, 2013, p.46および馬場一雄：発達人間学　生理編, 東西医学社, 1989, p.180を参考に作成）

ければ5歳ごろには成人と同等のレベルになる。

4）睡　　眠

　朝に目覚め，夜に眠るという睡眠覚醒パターンである生体リズム（サーカディアンリズム）は，体内時計によって制御されている。覚醒時の正常な脳機能を高め，生命を維持するために睡眠は不可欠なものである。睡眠はノンレム睡眠とレム睡眠という2つの層に分けられ，徐々に睡眠深度が深くなるノンレム睡眠と，睡眠深度が浅いレム睡眠が合わさり，睡眠サイクルが構成される。ノンレム睡眠では体動が最小限になり，心拍・呼吸共に規則的・緩徐になる。レム睡眠では，心拍・呼吸が不規則になり，急速な眼球の運動がみられる。レム睡眠はノンレム睡眠の後に現れ，大人は約90分周期で比較的規則正しく現われる。新生児はレム睡眠が睡眠開始から出現し，睡眠の約50%を占める。その時間は徐々に減少し，5～6歳で成人と同様の20%程度になる。

　出生直後は，昼夜の区別なく，睡眠と覚醒が繰り返される（ウルトラディアンリズム）。生後1～2か月ごろよりしだいに昼間の睡眠が少なくなり，生後3～4か月ごろから夜に主に眠るようになり，24時間周期の生体リズムの形成が始まる。生後5～6か月で離乳食が始まることで，光刺激以外に食事という新しい活動が加わり，昼寝の回数も徐々に減ってくる（表3-6参照）。

5）内　分　泌

　内分泌（ホルモン）の主な働きは，生体の成長と発達を規定し，体内環境の恒常性を維持することである（表3-7）。ホルモンを分泌する器官は主に内分泌腺であるが，そのほかにも脂肪細胞や神経系，消化管から分泌される。主な内分泌腺には，下垂体，甲状腺，上皮小体，副腎，膵臓，性腺（精巣・卵巣）などがある。ホルモンは目的とする器官に血液によって輸送され作用したり，近接する細胞に作用する。

表3-7 主に成長や発達に関わるホルモンの種類と作用

分泌器官		ホルモン	作用
下垂体	前葉	成長ホルモン	軟骨細胞の増殖，骨の成長作用，糖・蛋白・脂肪の代謝
		甲状腺刺激ホルモン	甲状腺ホルモンの分泌を刺激
		副腎皮質刺激ホルモン	副腎皮質ホルモンの分泌を刺激
		性腺刺激ホルモン	黄体形成ホルモンと卵胞刺激ホルモンが分泌される
	後葉	バソプレッシン	尿細管での水の再吸収の促進，血圧上昇
甲状腺		サイロキシン（T4）トリヨードサイロニン（T3）	正常な成長・発達に必須，糖・蛋白・脂肪の代謝，中枢神経の発達，骨発育にも促進的に働くため骨・歯・頭蓋骨の成長にも不可欠
副腎皮質		コルチゾール	糖を貯蔵する過程を促進，抗利尿作用，骨形成の抑制
		アンドロゲン	テストステロンの前段階の物質
膵臓		インスリン	糖の代謝，貯蔵していた糖を分解する，たんぱく質の合成促進
精巣		テストステロン	精巣が精子を産出するのを促進，第二次性徴の促進
卵巣		エストロゲン	卵巣の成熟促進，第二次性徴の促進

5．精神・運動機能の発達

（1）脳と神経

　人の脳神経は出生後1年で急速に発達する。神経系は，中枢神経系と末梢神経系からなり，中枢神経系に脳と脊髄，末梢神経系には脳と脊髄から出る神経線維の束で，末梢に情報を伝達したり，末梢からの情報を中枢に伝える役割を担っている。

　神経の情報や刺激を伝達する役割を担う主な細胞はニューロンである。神経伝達物質であるシナプスによりニューロンとニューロンの間で情報や刺激が伝わっていく。出生時にすでにニューロンの数は決まっており，出生後1年はニ

ューロンのネットワークの広がりが盛んになり，脳神経が発達する。またニューロンの髄鞘化*も進み，急激な脳神経の発達がみられる。発達に伴い，脳の重量も増え，出生時は360g程度であるが，3歳になると新生児期の約3倍の1,000g，5歳では成人の約90％の1,100～1,300gとなる。

(2) 運動機能

　人が運動を意図的に行うためには，①感覚器の働き，②脳神経の働き，③筋肉と骨の働きの3つが必要である。新生児・乳幼児期は感覚器や脳神経，筋肉と骨の発達や統合が未熟である。これらの時期には，本能的に備わっている反射（原始反射）による不随意な運動がみられる。反射は随意運動がほとんどできない乳児の生命維持のために不可欠であり，また，随意運動を開始するきっかけになる重要な役割を持つ。原始反射は徐々に消失していき，一方で姿勢や平衡感覚に対する次の運動発達に向けた反射がみられるようになる。これらの反射は子どもの発達の時期を反映しており，子どもの発達を評価する上で重要である（表3-8）。

　運動機能は，個人差はあるものの，脳神経の発達と密接に関係しており，一定の順序と方向性の中で，連続的に発達する。運動機能の発達は，頭から足（尾）へ向かう（p.29，図3-2参照）。運動には，粗大運動と微細運動がある（表3-9）。粗大運動は大きな筋肉を用いる運動（首がすわる，座位，立位など）であり，微細運動はつかむなど指先の比較的小さな筋肉を用いる運動のことを示す。

(3) 感　覚　器
1) 視　　　覚

　出生直後より光に対する反応がみられ，対光反射が認められる。また，視線上の動くものを注視をする様子がみられる。生後すぐは視力は0.05～0.1程度であるが，生後1か月ごろには20～30cm離れたところに視点を合わせることができるようになり，光や大きなものを数秒追視することが可能になる。

＊　髄鞘化：神経細胞が信号を送るために必要な線維を髄鞘と呼ぶ。胎児期から髄鞘の形成が始まり，乳児期におおむね形成が完了する。

表 3-8 反射

反射		動作	出現・消失時期
原始反射	モロー反射	乳児の頸が後方に伸展すると，腕を大きく広げ，続いて何かに抱きつくような動作をする	1〜3か月ごろ消失
	把握反射	手のひらや足の裏に指などを軽く押し付けると，それを握るような動きをする	6か月前後消失
	吸てつ反射	口内に指や乳首を入れると，吸引力をかけて哺乳しようとする	4〜7か月ごろ消失
	探索反射	頬に手を触れると顔をその方向に向け，口で捉えようとする	7か月前後消失
	非対称性緊張性頸反射	仰臥位で頭を横に向けると，向いた側の手足が進展し，反対側の手足は屈曲する	5か月までに消失
	自動歩行反射	乳児を脇で支えて持ち上げ，足の裏を床につけ，身体を少し前方に傾けると，接地していない方の下肢が屈曲した後に前方に踏み出される	2〜6週で消失
姿勢反射	引き起こし反射	仰臥位に寝かせた児の前腕を持ち，ゆっくり引き上げると，上半身と頭部が持ち上がる	5か月ごろ出現
	パラシュート反射	両手で胸腹部を支え，急に前下方へと身体を倒すと，上肢を伸展する防御反応	7か月ごろ出現
	立ち直り反射	頸のすわった乳児の身体を空中に支え身体の軸を前後左右に傾けると，視線が水平になるように動く	3か月ごろ出現

モロー反射　　吸てつ反射　　探索反射　　緊張性頸反射

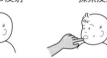
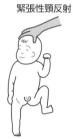

把握反射　　　　　　自動歩行反射　　パラシュート反射

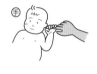

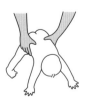

表3-9　運動機能の発達

月　齢	粗大運動	微細運動
出生直後	視覚や聴覚の刺激で身体を動かす	
1か月	寝ていると首を自由に左右に向ける 顔や口に手を持っていく	
2か月	腹臥位で顔を少し持ち上げる 両手を身体の中心に持ってくる 頭部・四肢は対称的な動きをする	
4か月	定頸している 寝返りを始める	手に触れたものをつかむ
6か月	寝返りをする 座位をとる	熊手のような形で物をつかむ 片手からもう片方の手へ物を持ち返る
9か月	はいはいをする 自力で座ろうとする つかまり立ちをする	
12か月	一人で立つ 伝い歩きをする	母指とそれ以外の指で物をつかむ ブロックを両手に一つずつ持ち叩き合わせる 物を容器に入れる
15か月	上手に歩く かがむ	コップから飲む
18か月	階段を歩いて上がる 走る	積み木を2～4個積む なぐり書きをまねする
2歳	ボールを投げる，ける 一歩ずつ階段の上り下りができる	5～6個の積み木を積む 絵本を1ページずつめくる
2歳半	両足をそろえてジャンプできる	パズルのピースやビーズを指で扱える
3歳	足を交互に出して階段を上る 1秒間片足立ちができる	はさみや箸を使用することができる 白丸を描ける
4歳	片足で跳ぶ	8個以上の積み木を積み上げる 十字（クロス）をまねして描ける
5～6歳	スキップができる 片足立ちができる	ひもを結ぶことができる 鉛筆を正しい持ち方で使用できる 三角形，四角形を模写できる

　追視は水平方向，次いで垂直方向，4か月ごろには全方向の追視が可能になる。生後2～3か月ごろから光刺激に対する瞬目が出現し，生後5～6か月ごろにはボタンのような小さなものをながめたり，視野に入ったものをつかもうとする。生後4～6か月ごろには色の変化を感じるようになり，1歳半から2歳ごろには3種類程度の色を見分け，4歳ごろに成人と同様の視力となる。

2）聴　　覚

聴覚系の感覚器は，外耳・中耳・内耳からなる。外耳道を通過した音は，鼓膜を振動させ，その振動が中耳内にある耳小骨を介して，内耳へ伝えられる。内耳へ伝わった振動は，外リンパを介して神経細胞の電気エネルギーへと変換され，大脳皮質に達することで音として感受される。

新生児期から大きな音に反応するなど聴覚機能は備わってる。弱い音には反応しないが，母親の声には反応を示す。生後2か月ごろから音に対して眼を開くなどの行動がみられるようになり，生後4～7か月ごろには真横の音源刺激に，生後7～8か月ごろには下方からの音源を探し当て振り向くようになる。これらの音に対する乳児の反応は聴力の指標となり，音に対する反応の発達を踏まえ，異常の早期発見を行っていく。

3）皮膚感覚

皮膚感覚には触覚，痛覚，温覚がある。

触覚は新生児期よりよく発達しており，触覚に対する反応が徐々に短縮されていく。生後3月ごろから腋下（えきか）のくすぐったさの感覚が出現する。

痛覚は，脳が意識できる最も不快な感覚である。胎児期から痛覚は存在する。新生児期は痛みに対する反応に時間を要するため，痛みを感じていないと誤解されやすい。年齢とともに反応時間は短縮される。

暑い，寒いといった温覚は新生児期からかなり発達しており，冷刺激に対して心拍や呼吸の変化が認められたり，ミルクの温度により哺乳を止めるなど温度に対する反応がみられる。新生児期は感受性が低く，8か月ごろになると30～43℃の範囲で温度差を感知するとされている。

4）味　　覚

味覚には，甘味（かんみ），酸味（さんみ），塩味（えんみ），苦味（くみ），旨味（うまみ）の5つがある。甘味はエネルギー要求，塩味は体の塩類のバランスを整える信号であり，苦味は有毒物発見，旨味はグルタミン酸などの味覚でたんぱく質の存在を知らせる信号が出る。酸味は，毒物発見の信号でもある反面，甘酸っぱさはエネルギーに対する信号ともされている。出生直後はこれらの味覚は反射的な反応に過ぎないが，生後3～5か月ごろから随意的な味覚へと発達していくため，離乳期であるこの時期からの味覚体験がその後の味覚の幅の基盤となる。

(4) 精神機能
1) 情緒の分化

精神発達は，子どもが環境に適応し，新しい課題や状態に対処していく能力や知的機能の発達のことを示す。これらの機能には情緒や社会性の発達，言語の発達が反映される。

情緒は，一定の分化をしながら発達をしていく。取り巻く環境の中で人との関わりを通して，恐怖，怒り，喜び，哀しみ，驚異，反感，嫌悪，愛情な

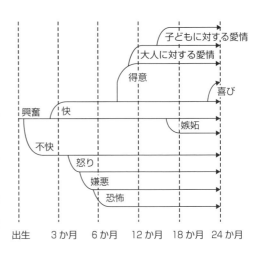

図3-18 情緒の分化 (Bridges, 1932)

どの情緒が現れる（図3-18）。生後3か月では快・不快が現れ，1歳ごろには愛情や得意が分化してくる。2歳ごろには愛情，得意，喜び，快・不快，嫉妬，怒り，嫌悪，恐れは基本的情緒となり，5歳ごろまでには大人が持つ情緒のほとんどが出現する。その後も人や社会生活を通して，情緒は豊かに育まれる。

2) 子どもの社会性

子どもの社会性は，家族との関わりや集団生活の中で人や社会との関わりによって身に付けられていく。これには，個人的な対人関係による社会性から，社会の中で生活するために必要な善悪の判断や規則の順守など道徳の側面も含まれる。乳児期は重要な他者との応答的な対応を通して欲求が満たされる体験を積み重ねることで基本的信頼関係を獲得していく。幼児期には，自我が芽生え，意思表示も強くなる。日々の生活の中で，重要な他者をはじめとする周囲の人を模倣しながら，生活行動を自ら行う意欲が高まり，基本的生活習慣を確立していく。学童期は，学校生活や仲間との交流など集団生活を通して社会性を広げていく。この時期には仲間集団との競争や協力することを通して，自己を認知し，社会の中での道徳観を身に付けていく。思春期は，アイデンティティの確立に向け，試行錯誤の時期である。これまでの自己の認知と自己の社会的役割を統合していくことでアイデンティティが確立されていく。社会の中で

の自己の役割探索の時期であり，乳幼児期から同一化してきた親を超えていく過程でもある。この葛藤の中で大人の言動に対する反抗的態度がみられる（第二次反抗期）。

6．発 達 評 価

　乳幼児健診における発達評価は，それぞれの時期の発達におけるマイルストーンを評価することが基本であり，問診や直接の観察により評価が行われる。子どもの生活を日常的に支援する立場での発達評価は，健診などのいつもと異なる場面ではなく，日常の中で子どもの発達状況をアセスメントできる。発達評価のツールを用いることで，異常の早期発見のみならず，子どものこれまでの発達から経時的に評価し，次に目指す発達や発達上の課題を見出し，保育に生かしていくことが可能になる。

　発達検査にはいろいろな種類があるが，本書ではDENVER Ⅱ（デンバー発達判定法），遠城寺式乳幼児分析的発達検査について説明する。紙幅の都合でともに検査票（用紙）は，掲載できない。文献をあげたので，各人で調べてほしい。

1）DENVER Ⅱ（デンバー発達判定法）

　0～6歳までの評価を行うことが可能である。個人―社会，微細運動―適応，言語，粗大運動の4領域で評価を行う。それぞれの行動について25～90％の達成率を示す標準枠が階段状に図示してあり，発達の個人差とともに行動発達の時系列での変動を明確にとらえることが可能である。DENVER Ⅱは知能指数（IQ）の判定をするものではなく，子どもの全般的な発達のスクリーニングのために用いられる。

- W.K.Frankenburg 原著，日本小児保健協会：DENVER Ⅱ デンバー発達判定法，日本小児医事出版社，2016

2）遠城寺式乳幼児分析的発達検査

　0～4歳7か月までの評価を行うことが可能である。運動（移動運動，手の運動），社会性（基本的習慣，対人関係），言語（発語，言語理解）の3領域で評価を行う。簡易な項目が多く，スクリーニング評価として多く用いられてい

る。できている部分に印をつけることで発達グラフを作成することができ，発達のバランスをみることを可能にする。

・遠城寺宗徳：遠城寺式・乳幼児分析的発達検査法－九州大学小児科改訂新装版，慶應義塾大学出版会，2009

> **考えてみよう**
> ① 自分の母子健康手帳を参考に，これまでの発育・発達の状況を確認してみよう。また，自分たちの育ちにどのようなことが影響していたか話し合ってみよう。
> ② 乳幼児期の保護者は，子どもの身長が小柄なことや体重の増えが少ないことを心配して，保育者に相談してくることがある。相談を受けたときに，どのような点をアセスメントし，保護者の相談に応じていくか考えてみよう。

■参考文献

- 馬場一雄：発達人間学 生理編，東西医学社，1989
- 馬場一雄監修，原田研介編集：新版小児生理学，ヘルス出版，2011
- E.H.エリクソン原著，小此木啓吾訳：自我同一性―アイデンティティとライフサイクル―，誠信書房，1973
- 保志宏：ヒトの成長と老化―発生から死にいたるヒトの一生―，てらぺいあ，2005
- 鴨下重彦，柳澤正義監修：こどもの病気の地図帳，講談社，2002
- 榊原洋一：ヒトの発達とは何か，ちくま新書，1995
- 加藤則子：栄養と発育，チャイルドヘルス，14 (8)，2011，pp.23-38
- 二木武，帆足英一，川井尚，庄司順一編著：新版小児の発達栄養行動―接触から排泄まで／生理・心理・臨床―，医歯薬出版，1999
- 及川郁子監修：健康な子どもの看護，メヂカルフレンド社，2005
- 堺 章：目でみるからだのメカニズム，医学書院，2002
- 坂下和美：子どものヘルススーパービジョン，東京医学社，2017
- 白木和夫，高田哲：ナースとコメディカルのための小児科学，日本小児医事出版社，2014
- 高石昌弘，樋口満，小島武次：からだの発達―身体発達学へのアプローチ―，

大修館書店,1981
・高野陽,中原俊隆編集:医師,看護職のための乳幼児保健活動マニュアル,文光堂,2007
・竹内義博,大矢紀昭編集:よくわかる子どもの保健,ミネルヴァ書房,2012
・筒井真優美編著:小児看護学　子どもと家族の示す行動への判断とケア第6版,日総研,2013

第4章
子どもの健康把握とその支援

　毎日子どもと過ごす保育者は，子どもの様子の変化に気付けるようにならなければならない。いつもと違う様子をキャッチし，異状（異常）であるか否かを判断し，早期に対応することが求められる。そのためには，子ども一人一人の普段の健康状態を把握しておくことが基本となる。

1．健康状態の把握

（1）疾病にかかりやすい特徴

　子どもは，母体からの免疫を獲得して生まれてくるが，その免疫は生後数か月で消失する。生後3～4か月ごろからは，子ども自身で免疫を獲得し始めるが，その機能は未熟なためさまざまな感染症にかかりやすい。保育の現場では，このような感染症にかかりやすい子どもが集団で過ごしている。

（2）健康観察の意義

　子どもは，症状を的確に訴えることが難しい。特に0歳児の場合は，言葉で訴えることができない。しかし，しぐさや機嫌，泣くことで体調がよくないことを訴える。言葉で訴えることができる年齢であっても，頭に手を当てて「おなかが痛い」と言うこともあるので，子どもの訴えはよく確認することが大切である。

　保育者は，子どものしぐさや様子，機嫌や訴えから，体調の変化を感じ取れることが重要である。「あれ？　○○ちゃん，いつもと様子が違うかも。どうしたのかな？」とキャッチできるようになるには，その子どもの普段の様子を把握しておく必要がある。

（3）健康情報と日々の健康観察の内容

　子どもの健康情報の収集方法は，大きく分けると以下の3つがある。これらの収集した健康情報はアセスメントし，必要に応じた対応を速やかに行う。また，気になる子どもの健康状態は，クラス内の保育者で情報を共有しておく。

1）保育者が子どもを観察することで得た健康情報

　子どもの全身の健康状態を観察する。観察は，登園時・保育活動中・食事中・午睡（入眠前・入眠中・目覚め）・降園時等に行う。日々行う子どもの健

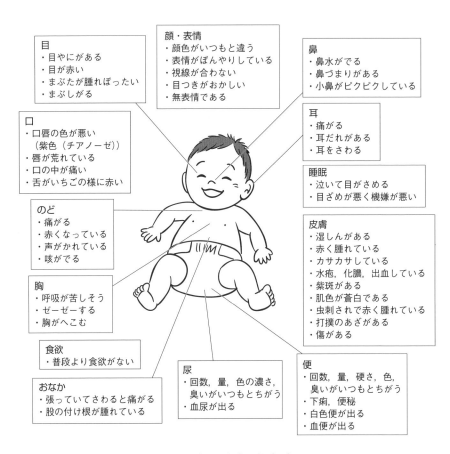

図4-1　子どもの全身の観察ポイント

（保育所における感染症対策ガイドライン（2018年改訂版）「子どもの症状を見るポイント」より一部改変）

康観察は,「子どもの全身の観察のポイント」(図9-1)を参照して行う。

2）保護者から収集した子どもの健康情報

登園時に保護者から直接聞き取った内容,保護者記入の連絡帳の内容,入園時の健康に関する記録などから収集する。

3）保育者間で情報交換をして収集した子どもの健康情報

日々の保育の引継ぎや職員会議等の際に,子どもの健康情報を収集する。

(4) 保護者との情報共有

保育者は,保護者と連絡帳や口頭などで子どもや家族の健康情報や家庭の状況,連絡事項などの情報を共有する。また,収集した子どもの健康情報は,保育日誌や児童票の健康に関するページに記録する。

なお,子どもの健康情報は,個人情報であり,保護者や家庭に関する情報は,プライバシーである。保育士は,児童福祉法に秘密保持義務が明記されており,これらの情報や秘密事項を保護しなければならない。同様に,日々の連絡帳の管理,保育日誌や児童票などの書類の取り扱いには十分注意する。

> 児童福祉法
> 第18条の22　保育士は,正当な理由がなく,その業務に関して知り得た人の秘密を漏らしてはならない。保育士でなくなった後においても,同様とする。

2．健康診断と集団としての健康管理

(1) 入所時および定期健康診断

保育所は,児童福祉施設の設備及び運営に関する基準第12条に,入所時の健康診断,年に2回の定期健康診断および臨時の健康診断を,学校保健安全法に準じて行わなければならないと規定されている。そのため,保育所では,入所前に行う「入所時健康診断」と入所後に行う「定期健康診断」がある。

1）入所時健康診断

次年度に入所する子どもを対象に,嘱託医によって行われる。目的は,病気

や異常を発見すること，集団生活を送る上で健康上の支障がないかを確認するためである。

〈入所時健康診断の実際〉
・入所する子どもとその保護者で健康診断を受ける。事前に，保護者記入による「入所時健康記録票」等で，生後から保育所に入所するまでの間の健康状態（成育歴や既往歴，予防接種歴，健診受診歴等）について確認しておく。健康診断の前に，身体計測を済ませておく。
・健康診断を受ける際には，保育所の職員も同席し結果を「入所時健康記録票」に記録する。
・健康診断の結果，病気や障がいにより集団保育においての配慮が必要な場合は，嘱託医・保護者・保育所で話し合いの場を設ける。また，必要があれば主治医にも保護者を通じて連絡を取り，保育上の配慮について確認する。

2）定期健康診断

在所している子どもを対象に，嘱託医・嘱託歯科医，その他により行われる。健康診断の回数は，0歳児は月1～4回，1歳児以上年2回など，自治体や保育施設・年齢により実施回数は異なる。事前に子どもの年齢や理解力に合わせて，健康診断の内容や受け方，静かに並んで待つこと等を説明する。

　a．内科健康診断（図4-2）

目的は，子どもの健康状態や発育・発達の状態を評価するためである。また，栄養状態や，脊柱・胸郭・心臓・皮膚の病気や異常を早期に発見するために行う。なお，c, dに示す眼科健康診断・耳鼻咽喉科健康診断がない場合は，内科健康診断の中で診てもらう。

〈事前準備〉

事前に保護者へ問診票等を配布し，気になることを確認しておくとよい。身体測定の結果から気になる変化，病気がある場合には経過について，その他保育上の気になることなどをまとめておく。

〈健康診断時〉

担任保育士は嘱託医にみてもらいたいことや相談したいことを簡潔に報告する。必要に応じて，保育や家庭での助言を受ける。健康診断の結果を記録す

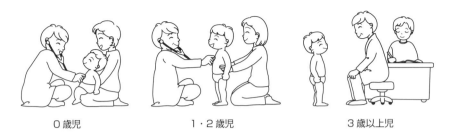

図 4-2　内科健康診断の受け方

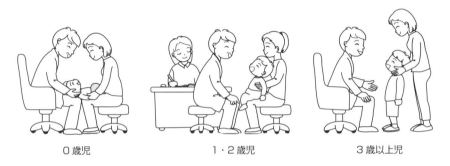

図 4-3　歯科健康診断の受け方

る。

〈内科健康診断の実際〉

　身体発育：身体測定の結果を成長曲線にプロットした資料と全身を観察し評価する。

　運動発達：年齢に応じた運動課題を指示し，待機スペースから嘱託医の前まで行わせ，その習熟度を観察し評価する。

　言葉の発達：嘱託医の前で自分の名前を言うとともに挨拶をさせる。

　精神発達：問診票等で評価できるが，健康診断時の様子も観察する。

　集団生活への適応：待っている間，健診後の様子を観察し評価する。

　b．歯科健康診断（図 4-3）

　目的は，子どもの歯と歯列・咬合などの口腔内の発育・発達状態を評価し，むし歯等の異常を早期に発見するために行う。障がいのある子どもは，口を開

けてくれない場合もある。イラストを用いて、口を開けることを伝えたり、歯磨きができれば歯ブラシ用いて、口を開けることを促したり、その子どもに応じて保育者が支援する。

　c．眼科健康診断

　目的は、眼の病気や異常の早期発見のために行う。プール活動が始まる前に行い、プールに入ることでの悪化や、ほかの子どもに感染する病気の早期発見のために行われることが多い。事前に、視力測定を行っておくとよい。対象は、検査方法を理解できる3歳児以上としている保育所が多い。

　d．耳鼻咽喉科健康診断

　目的は、耳や鼻等の病気や異常の早期発見のために行う。眼科健康診断と同様、プール活動前に実施されることが多い。

3）健康診断の結果の管理

　各種健康診断の結果は、「健康記録票」等に記録し保育施設で保管する。また、保護者にも結果を伝えるために、園児一人一人の「健康の記録」を用意する。結果は、「異常なし」「要経過観察」「要精密検査」などと記載する。「要経過観察」「要精密検査」と診断された場合は、施設長と嘱託医とで意見交換し、今後の対応方針を決定する。

　「要経過観察」とは、特に治療や受診等の必要はなく、経過を見守ること、「要精密検査」とは、主治医や嘱託医への相談、専門医療機関への受診、療育機関への相談等を勧めることである。しかし、保護者の認識や受容の状況によっては経過観察とすることもある。

（2）子どもたちへの支援（健康教育）
1）健康な心と体を育むために

　保育所保育指針では、保育の目標として健康、安全など生活に必要な基本的な習慣や態度を養い、心身の健康の基礎を培うことと定められている。また、保育所保育指針、幼稚園教育要領、幼保連携型認定こども園教育・保育要領によると、子どもが保育所や幼稚園、認定こども園の生活の中で、自らの体や健康に関心を持ち、健康で安全な生活をつくり出す力を養うことをねらいとしている。

乳幼児期は，保育者の保護や養育を受けて，基本的生活習慣（食事・排泄・睡眠・衣類の着脱・清潔など）を身に付けていく。発達や理解力や年齢に応じた，基本的生活習慣や衛生習慣（手洗い・うがい・歯磨き・爪切り・整髪など）の習得に向けた支援が必要となる。また，子どもは体に興味や関心を持つ。その興味・関心を捉え，体を大事にする気持ち（自分を大事にすること）や友だちを大事にする気持ちを育みたい。

　これらのことから，乳幼児期の健康教育のテーマは，基本的生活習慣や衛生習慣に関するもの，体に関するものがあげられる。

2）健康教育の実際

　保育所保育指針「第3章健康及び安全」の中で，子どもの保健に関する保健計画を作成することが明記されている。保健計画に，健康教育を盛り込み保育士だけでなく看護師や栄養士等と連携し実践することが望ましい。

　健康教育を実施するにあたり，健康教育計画書（図4-4）を作成する。指導者は，対象児の担任と連携し取り組む。実施後は，指導者，担任それぞれで振り返り，実践に対する評価を行う。その評価をもとに，改善や修正を行い次の健康教育へ反映させる。これらの実践は，職員会議等で報告し，全職員で共有しておくとよい。

　健康教育は，クラス単位や集会等の集団を対象として企画することが多い。しかし，日々の保育活動の場面での指導も有効である。例えば，外から保育室へ帰ってきたときに保育者自ら手を洗い，子どものモデルとなる。子どもに「何をするのかな？」と，問いかけ行動を意識させることもできる。子どもと過ごす保育者は，習慣形成のためのモデルなのである。保育者は，子どもに応じた生活習慣を意識し，子どもが好ましい行動をとれるよう自身が行動する。

　健康教育は，保護者の子育て支援の側面もある。保護者会や保健だより等を通して，また個別に送迎の機会なども活用して，家庭での生活習慣獲得を支援したい。さらに，健康教育実施の前後には，紙面でタイムリーに保護者へ情報発信することで，家庭での意識を高めることができる（図4-5）。

　健康教育の媒体は，パネルシアターやペープサート，紙芝居や絵本などが活用されている。対象の人数や興味・関心に合わせて選択するとよい。

対象：3歳児（年少組）		
テーマ：自分で歯磨き		
ねらい：①歯を磨くことに慣れる　②歯を磨くことが習慣になる		
必要物品及び教材等　歯科模型と歯ブラシ		
実施予定日時　　　年　　月　　日（　　曜日）11：30～12：00		
実施予定場所　3歳児室　　　保育室内の準備　机　椅子　黒板　その他		
指導内容	指導上の留意点	使用物品・教材
導入） 事前に、クラスで昼食後の歯磨きを開始することを説明。 保護者へ歯ブラシの準備を依頼し、子どもへ持参するよう説明。 展開） ①歯の磨き方 ・ブラシの持ち方（こんにちは・さようなら） ・磨く部位と順番・回数 ②ブラシの洗い方 ③ぶくぶくうがい ④安全に歯磨きをする ・洗面所で歯磨きをするときのお約束。 　順番を守る。お口に歯ブラシが入っているときに転ぶと危険！ ⑤今日の昼食後から歯磨き開始 ・昼食後、全員で歯磨き練習 ・洗面所の前に椅子を並べて座り歯を磨く まとめ） 昼食後は、洗面所でお約束を守って自分で歯を磨こう！	子どもは、椅子に着席。 椅子の下に、コップに歯ブラシを入れ用意しておく。 歯磨きの練習中も着席させ、危険のないように指導者以外は、子どもを見守る。	歯科模型と歯ブラシ 子どもの歯ブラシとコップ
実施後の評価 【指導中子どもの反応】		
【クラス担任の評価】		
【指導者の自己評価】		
今後の健康教育に向けての改善や修正点		

図4-4　健康教育計画書　記入例

健康教育だより

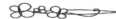 ○○○○○保育所
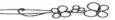 ○年○月○日発行

発行者　看護師　○○　○○

年少組さん昼食後の歯磨き、始めました！
　○月○日に歯の磨き方、ブラシの洗い方、ぶくぶくうがいを教えました。昼食後、自分で歯を磨く練習の始まりです。

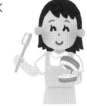

年少組の『歯磨き』の目標は、
　①歯を磨くことに慣れる
　②歯を磨くことが習慣になる　です。
　年少組の『歯磨き』は安全のため、椅子に座って歯磨きをします。
　年中組は、**③安全に歯磨きができる**
（流しの前で、立って歯磨きを始めます。）
　年長組は、**④歯磨きは気持ちがいい**　が目標です。

年少組『歯磨き』手順
　一週間、椅子に座り、全員で行います。自分で歯ブラシを持ち、手を動かして歯を磨く練習をします。次のステップは、流しの前に椅子を並べて座り、歯を磨く練習へ移行します。楽しく安全に、歯磨きを身につけていきます。ここまでは看護師が担当します。その後は、子どもたちの様子を見て、担任の先生へと引き継ぎます。

ご家庭へ
＊ご家庭で、お子さんが歯を磨く際は、大人の目の届かない所で歯ブラシを持たせないようお願い致します。
＊お子さんが自分で歯を磨くことができていても、歯の汚れは充分には落せてはいません。寝る前の大人の『仕上げ磨き』を引き続きお願い致します。年中さん・年長さんも同様にお願いします。特に、永久歯の汚れを落とすことは、子ども自身の歯磨きでは難しいです。

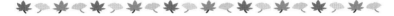

図4-5　「保健だより」の例

> 🌱 **考えてみよう**
>
> ① 子どもへの健康診断の事前の説明について考えてみよう。
>   ①各年齢の理解力を考えよう
>   ②各健康診断で行われる内容を理解し，説明する内容を考えよう
> ② 子どもへの健康教育を計画してみよう。
>   ①対象年齢を決めよう
>   ②健康教育のテーマを選定し，ねらい（目標）を考えよう
>   ③ストーリーと媒体を考えよう
>   ④計画書を書いてみよう

■ 参 考 文 献

・中野綾美編：小児看護学①小児の発達と看護，メディカ出版，2017
・厚生労働省：保育所における感染症対策ガイドライン（2018年改訂版），2018
・三浦義孝：園児の健康診断の手引き－園で行うために－，日本保育保健協議会，2016
・神奈川県医師会：保育園における健康診断マニュアル2015，2016
・宮城県，東北大学大学院歯学研究科，宮城県歯科医師会編集：宮城県乳幼児歯科健康診査ガイド－乳幼児の歯科保健を推し進めるために－，https://www.pref.miyagi.jp/uploaded/attachment/49319.pdf
・日本耳鼻咽喉科学会学校保健委員会：耳鼻咽喉科健康診断マニュアル，2016
・兼松百合子・荒木暁子・羽室俊子編著：子どもの保健・実習 第2版，同文書院，2017
・日本健康教育学会：日本健康教育学会が考える健康教育とは，http://nkkg.eiyo.ac.jp/hehp.html
・東社協保育士会保健部会編：改訂版保育園の保健のしごと，赤ちゃんとママ社，2018
・全国保育園保健師看護師連絡会：保育のなかの健康教育，2018

第5章
子どもにみられる主な症状とその対応

　乳幼児期は身体機能や免疫機能が未熟であり，自ら身体を守ることは難しい。それら機能の予備力も大人と比べて低く，症状が悪化しやすく，その変化も急激に起こりやすい。本章では子どもに起こりやすい症状とその特徴，それらへの対応について解説する。乳幼児期の特徴をよく理解して，日ごろから子どもの様子を丁寧に観察・把握することで，異常（異状）を早期に発見することが大切である。

1. 発　　熱

　人の体温は，腋下温でおおよそ36〜37℃の範囲に保たれている。乳幼児期は体温が高めであり，37.2℃ぐらいまで正常である。体温が高くなる状態には，発熱とうつ熱があり，うつ熱は，体温の調節機構である熱産生と放熱のバランスが崩れ，体温が異常に高くなる状態で，熱中症などで生じる。子どもは体温調整が未熟なため，外的気温や厚着などによりうつ熱が生じやすい。環境や衣服の調整を行い，熱の放散を助けることが必要である。

（1）発熱の機序
　発熱は，視床下部の体温調節中枢の設定温度が変化することにより生じる。ウイルスなどの侵入により生じた免疫反応の化学的刺激により，設定温度が上昇する。設定温度が上昇することで，その温度に体温を上げるために，筋肉の弛緩・収縮が繰り返され（悪寒），熱産生が高まる。これは感染源に対する防御機構の一つである。

(2) 乳幼児期の特徴

生後6か月を過ぎると，母親から移行していた免疫がほとんどなくなり，免疫機能が低下する。それに伴い，感染症にかかりやすく，特に集団生活を送り始めた1年は繰り返し発熱することも多い。

(3) 熱　　型

体温の経過によって，特徴がある。そのため，発熱時には定期的に体温を測定し，熱型表などに記載をしていく。代表的な熱型を以下にあげる。

- 稽留熱：日内変動が1℃以内で，高熱が持続する（髄膜炎など）。
- 弛張熱：日内変動が1℃以上ある高熱，最低体温は37℃以下にはならない（感染症など）。
- 間欠熱：日内変動が大きく，低い時は平熱に戻る（尿路感染症やウイルス感染症）。

(4) 発熱の対応

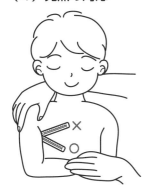

図5-1　体温の測り方

① 体温を正確に測定する[*1]。食事後や昼寝前，運動後は体温が上昇しやすいため，これらを考慮して発熱を判断する（図5-1）。

② 以下の全身状態を観察する。
- 体熱感や顔面紅潮など顔色，脈拍数や呼吸数，手足の冷感の有無
- 下痢や嘔吐，発疹や耳の痛みなど，発熱以外の症状
- 脱水症状の有無（脱水の観察項目参照）

③ 発熱の初期は熱産生の需要が高まっているため，手足が冷たくなり，震え（悪寒）が認め

---

*1　体温計には予測計と実測計がある。予測計は，時間を短縮した予測値であるため誤差も生じやすい。また，耳式体温計など測定場所により体温は異なるため，注意する。

*2　市販の貼用型のジェル状冷却シートは，皮膚表面の温覚に働きかける作用が主である。そのため，爽快感はあるが，解熱を図る効果は十分ではない。また，シートがずれて窒息したケースもあるため，使用する際には十分に留意する。

られる。寒さを訴えるときには掛物などで温める。
④ 体温が体温中枢の設定温度に達すると，熱放散が始まる。暑さを訴えるようになるため，身体を冷やす。高熱であれば，特に太い動脈の通る，腋下や大腿の付け根を氷や冷却剤を使用して冷やす[*2]。
⑤ 水分はこまめにとり，食事は無理のない範囲で行う。発熱中は体力を消耗するため入浴は避け，シャワー浴などで清潔を保つことが好ましい。
⑥ 以下の場合にはすぐに医療機関を受診する。
・生後3か月未満の38℃以上の発熱
・ぐったりとしている，呼吸が速い
・けいれんしている
・脱水症状がある

2．嘔吐，下痢，脱水

(1) 嘔 吐

悪心・嘔吐は脳の延髄にある嘔吐中枢の刺激によって生じる。この刺激により，神経を介して，胃・食道および腹筋や横隔膜・肋間筋などが収縮して腹腔内圧が上昇し，嘔吐が生じる。

子どもの嘔吐には，胃腸炎や腸重積症など消化器系から生じる末梢性嘔吐と，髄膜炎や脳の疾患により嘔吐中枢が刺激され嘔吐に至る中枢性嘔吐がある。乳児期には，肥厚性幽門狭窄症による物理的な通過障害により生じる嘔吐もある。乳幼児は，咳嗽や啼泣による腹圧の上昇や食べすぎによる嘔吐も起こりやすい。

1）嘔吐の対応
〈観察のポイント〉
・吐物の性状や色，吐き方および嘔吐の状況や嘔吐前に食べた食事の内容
・嘔吐前に，腹部の違和感を訴えたり，唾液を出す，顔色が悪くなるなどの症状がみられることもある。

---

* 乳児はもともと便の回数が多く，緩いため，日ごろの様子と比較する。

・下痢や便秘，腹痛，発熱，頭痛，意識レベルや脱水症状の有無

〈医療機関受診の目安〉

・噴水状に吐く，頻回に吐く，吐物が血性・暗赤色である。
・頭痛や意識レベルの低下，脱水症状がみられる。

〈嘔吐時の対応〉

・嘔吐時は，横になっているときには誤嚥を予防するため，体を横に向けたり，座らせる。
・嘔吐後はうがいをする，もしくは濡れたガーゼなどで拭い，口腔内を清潔にする。
・嘔吐が続く場合には，安静にして上体を起こした体勢にする。
・感染性胃腸炎の場合には，吐物に含まれるウイルスにより，他者が感染するため，吐物の処理は速やかに行う。

【吐物の処理】

① 部屋の窓を開けるなど，換気を行う。
② 処理者は使い捨て手袋，マスク，エプロンを着用する。
③ 吐物に含まれるウイルスの飛散を防ぐため，吐物を紙などで覆う。このとき，0.1％次亜塩素酸ナトリウムを紙の上から振りかけるとよい。
④ 吐物をすくい上げ，ごみ袋に入れ，密閉する。
⑤ 吐物が付着した場所とその周囲を0.1％次亜塩素酸ナトリウムを浸み込ませた布かペーパータオルで覆い，ふき取る。
⑥ 手袋等を外し，ごみ袋に入れ，密閉する。
⑦ 石けんと流水で手を洗う。

・吐物で汚れた衣類類は，塩素系消毒剤もしくは熱湯での消毒＊を行ってから，他のものとは分けて洗濯を行う。

〈食事・水分摂取〉

・悪心・嘔吐が強いときには，無理に水分摂取や食事を行わない。
・嘔吐の症状が軽くなってきたら，少量ずつ（数口）負担の少ない乳児用イ

＊ 熱湯消毒は，85℃に1分以上浸す。

オン水などから始める。
- イオン水などが 100 mL 程度飲めるようになったときは，乳幼児であれば母乳やミルクを少しずつ与えていく。幼児の場合には，嘔吐がなくなり，水分摂取ができる状態であれば早めに負担のかからない食事を開始する。
※母乳やミルクを薄めて与えることは不要である。

(2) 下　　痢

下痢とは水分の多い液状便を頻回に排出する状態である。消化液の量と大腸での水分吸収のバランスが崩れることにより，水分の排泄が増加する。

1）下痢の原因
- 消化吸収不全：乳幼児は特に消化吸収能が未熟であり，脂肪分が多い食事や摂取量が多くなると便性が緩くなり，回数が増える。乳幼児では，この消化吸収不全により，下痢の症状のみで，機嫌もよく，食欲や体温に異状が生じないこともある。また，アレルギーや先天性の消化酵素欠損による消化吸収不全により下痢を生じることがある。
- 感染症による炎症：急性胃腸炎や腸管感染と上気道感染により引き起こされる腸管外感染による下痢がある。ウイルスにより腸管粘膜が損傷され，水分を吸収する力が低下，さらに腸管内に水分が排出され，下痢が生じる。

2）下痢の対応
〈観察のポイント〉
- 便の形状，色，量，臭い，回数，間隔や排便時の腹痛や顔色
- 腹痛，悪心・嘔吐，発熱，脱水症状や活気
- 肛門周囲の皮膚の状態

〈感染予防〉

感染性胃腸炎による下痢の場合，便中の病原菌により他者が感染する。そのため，下痢便の処理の際の感染症予防に留意する。
- おむつを交換する際には，使い捨ての手袋やマスクなどを着用する。
- おむつ交換の際には，周囲に便が付着しないよう留意し，集団生活の中では，交換の際に使い捨てのシートを臀部に使用する。

- 交換したおむつは袋を二重にして密閉して破棄する。
- 排便処理が終了したら、保育者は石けんと流水で手洗いを行う。
- 排便が自立している子どもの場合、手洗いを十分に行うよう指導する。
- 便が付着した衣類は、他の洗濯物とは別に洗濯をする。塩素系漂白剤で消毒を行った後に洗濯をし、感染拡大を予防する。

〈臀部の衛生〉

頻回な下痢により、酸性である便の刺激により肛門周囲や臀部の皮膚の発赤や皮がむけるなど皮膚トラブルを生じやすい。

- おむつは排便のたびに交換をする。
- おしりふきを使用する際には、押さえるように拭き、こすらない。
- 微温湯などで洗浄できる際は、臀部を洗い流し、水分は押さえてふき取る。
- 清潔にしたのちに、ワセリンなどの皮膚保護材を塗布し、皮膚のバリア機能を補う。

〈食事や水分摂取〉

- 嘔吐や腹痛がなければ、乳幼児用のイオン水などを与える。糖分が多い飲み物や炭酸飲料などは避ける。
- 食事は、消化がよいおかゆや白パン・うどん、軟らかく煮た繊維質の少ない野菜など脂肪分や繊維質が少ないものを与える。

〈受　診〉

以下の場合には必ず医療機関を受診する。

- 明らかな血便がある。
- 数時間にわたって食事や水分を摂取できない。
- 脱水症状がみられる。
- 繰り返す腹痛や強い腹痛がある。
- ぐったりしていて、反応に乏しい。

（3）脱　　水

脱水とは、体内の水と電解質のバランスが崩れ、体内水分量が減少した状態をいう。これは、水分の喪失の過剰、水分摂取の不足よって生じる。脱水は、

発熱による発汗や不感蒸泄の増加，胃腸炎などによる下痢や嘔吐，食欲不振や水分摂取量不足などが原因となり生じる。

子どもは以下の特徴により脱水に陥りやすい。
・体重あたりに占める水分の割合が高く，水分必要量が多い。
・不感蒸泄量が多く，水分を喪失しやすい。
・腎機能が未熟であり，尿を濃縮する能力が低く，体内の水分が減少した際に，対応する予備力が少ない。

1）脱水の症状
・皮膚・口唇・口腔の乾燥，皮膚の弾力の低下
・呼吸数，脈拍数が早くなる
・体温の上昇
・尿量の減少
・大泉門の陥没（大泉門閉鎖前の年齢）
・神経症状：不機嫌，無関心，あやしても笑わない，目が合わない

2）脱水の対応
・水分摂取状況と排泄状況（最終排尿の時間・量）を把握する。
・脱水に随伴している下痢や嘔吐，発熱の状態を観察し，対応する。
・水分と電解質を少しずつ摂取する。

3．便　　　秘

便秘とは，便が一定期間出ない，あるいは出にくい状態をいう。便が腸に停滞すると，水分が吸収され，便が硬くなり，排便しにくい状態になる。発熱に伴う脱水や，食欲不振による食事摂取量が不足することにより，便が硬くなる，排便を数日認めないなどの症状を一時的に認めることがある。

（1）幼児期の便秘

痛みのある排便を経験することで，幼児期は特にその後も排便を我慢することがある。排便を我慢する習慣により，直腸に便が貯留しやすくなり，直腸から便意を感じにくくなり，便秘が悪化し，痛みのある排便が続くという悪循環

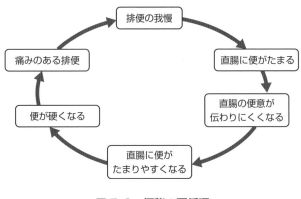

図5-2 便秘の悪循環

に陥り，慢性的に便秘になる（図5-2）。1か月以上，排便の回数が週に2回以下，硬い排便や大きな塊の排便が続いている状態は，便秘が慢性化している状態と考えられる。便秘が長期間続き，重症になると，子どもが気付かないうちに，泥状や水様の便が少量ずつ漏れること（漏便）が生じることもある。

排泄が自立することで，子どもの排便習慣に関する保護者の関心も薄れてくる。また，兎の糞のようなコロコロの硬便を毎日排便しており，大きな塊が直腸に停滞したままの状態で便秘に陥っていることもある。排便回数のみならず，便の性状の観察も行い，子どもたちにも便の性状を観察する習慣をつけていくようにする。

便の状態は軟らかいにもかかわらず，排便する際に啼泣や顔をあからめてりきむ姿がみられることがある。これは，乳児に特徴的であり，肛門括約筋をゆるめながら，腹圧をかける協調運動が上手に行えないことによるものであり，便秘とは異なる。その際には，お腹をマッサージするなどして排便を助けてあげるとよい。綿棒による肛門刺激は，積極的に行うことは不要である。

（2）便秘の原因

- 脱水により，便の水分が少なく硬くなる。
- ミルクや食事摂取量が不足することによる便の量の低下
- 離乳食の開始に伴う便性の変化

- トイレットトレーニングをきっかけとした排泄方法の変化
- ストレス（きょうだいの誕生，引っ越し，親の離婚など）
- 就学後の学校での排便への躊躇

（3）医療機関の受診が必要な状態
- 新生児期～乳児早期から便秘がみられる場合（先天的な疾患を持つ可能性がある）
- 体重減少や成長障害を生じている。
- 嘔吐を繰り返す。
- 1か月以上便秘が続いており，子どもが排便時に苦痛を表現する。
- 排便時に足をクロスさせて排便を拒むなどして我慢する姿勢をとる。
- 便が少量ずつ漏れる。

（4）便秘の対応
- 慢性的に便秘が生じている場合には，必ず受診を促し，まず子どもの排便時の苦痛を和らげてから，水分の摂取や規則正しい食習慣，排便習慣への援助を行う。
- 水分摂取不足や食事摂取量が低下したことによる一時的な便秘の場合には，水分摂取や食事内容に留意し，排便時に苦しそうなときは腹部や背中をさすりながら，排便を助ける。
- 医師から処方されている下剤や浣腸はくせになることはないため，医師の指示通り使用する。

1）乳　　児
- お腹をやさしくマッサージをする。
- ミルクや水分摂取，食事の量が不足していないか確認し，不足しているときには，補っていく。
- 綿棒に潤滑油（オリーブオイルやワセリンなど）をつけ，肛門を刺激する。

2）幼　　児
- 日常的な排便習慣（排便回数・性状，排便時の様子，排便の自立の度合いなど）や生活習慣（食事摂取やミルク摂取量・時間，就寝時間，朝の準備

にかけている時間など）を把握し，生活リズムを整えていく*。
- 食後に便意がなくてもトイレに座り，排便のリズムをつくれるようにする。
- 朝は排便が促されやすいため，朝食後の排便時間を確保する。

3）学童期以降
- 排便のリズムがつくれるよう，朝食の摂取や朝食後の排便の時間を確保して，生活習慣を支援する。
- 学童期前から子どもの排便のリズムを整え，子どもが自分の排便に関心を持つことや学校環境での排泄方法（和式トイレ）を習得できるよう幼児後期から支援することは，学童期の便秘の予防にもなる。

4．鼻汁，咳，呼吸困難

(1) 鼻汁，鼻閉

外から入ってきた異物に対する防御の反応である鼻汁の分泌は，風邪，アレルギー（花粉症），寒暖差などさまざまである。鼻汁などの粘液がのどへ流れ（後鼻漏），喉の奥に落ちる感じが不快で咳が出たり，軽い嘔吐につながることもある。子どもの鼻をかんだティッシュペーパーは，汚染されないようにビニール袋に入れることを基本とする。

1）鼻汁の原因
人の鼻は，汚い空気や冷たい空気，細菌やウイルス等の異物を排出させるために鼻汁が分泌される。細菌やウイルスの他にアレルギーの原因である埃や花粉が主な異物となる。RSウイルス感染症は，鼻汁症状が数日続くことが多い。

2）鼻汁の観察
子どもは呼吸の苦しさを言葉で伝えることが難しいため，乳幼児の鼻汁は他覚的な観察が重要となる。黄色がかった鼻汁は感染性のある物質であることが多く，扱いには手指の衛生など感染予防の基本動作が必要となる。

---

* ただし，痛みのある排便を経験している子どもは，トイレに座ることやトイレで排便することを拒否することがある。無理強いはせず，子どものタイミングを見計らい，子どもができることから徐々にステップアップする。

3）鼻汁のケアと保育での注意点

年齢が低くければ，自分で鼻はかめず保育者が拭く機会が多くなる。鼻汁を拭くときは一人ずつに新しいティッシュを使用し，蓋付きのごみ箱に捨てる。散歩に行くときはビニール袋などを持ち，布エプロンのポケットに鼻汁のついたティッシュペーパーのごみを直接入れないようにする（図5-3）。素手でティッシュを扱った場合はポータブルの手指消毒用アルコールを使用するとよい。

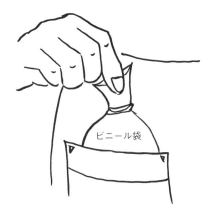

図5-3　ティッシュペーパーの捨て方

（2）咳

咳（咳嗽_{がいそう}）は肺や気管などの呼吸器を守るために，外から入ってきた埃，煙，菌やウイルスなどの異物を気道から排出させようとする自然の生体防御反応である。咳の反射は，喉（咽頭），気管，気管支の粘膜が反応し，その刺激が脳に伝わることで，横隔膜，肋間膜などの呼吸をさせる筋肉に指令し咳が起こる。また鼻から喉に流れ落ちた鼻汁の刺激でも咳が出る。

1）咳の原因

咳は，いわゆる風邪によるものから百日咳などの感染症，肺炎などの重い病気まで原因は多岐にわたるが，その多くは風邪，インフルエンザ，気管支炎などである。急性咳嗽の多くは風邪に伴うものが多く，そのほとんどが自然に軽快していく。しかし，3週間以上続く遷延性_{せんえんせい}咳嗽には，咳喘息，アトピー咳嗽，気管支炎，肺炎など重症化するおそれもあり治療が必要となる。

また，気道異物による突然の咳の場合もあるため注意が必要である（次項「(3)呼吸困難」参照）。

2）咳の観察

咳には，その音（出方）によって疾患がわかるものもある。乾いた咳（ケンケンと犬が鳴くような），湿った咳（鼻汁やたんなどの分泌物による刺激によって起こる咳）のために，食欲減退，眠れない，発熱などの身体症状が加わっ

た場合は，医療機関への受診が必要である。乾いた咳は主に上気道の炎症（いわゆる風邪など），湿った咳は主に下気道の炎症（気管支炎など）が考えられる。

3）咳のケアと保育の注意点

〈咳の特徴〉
- 一日を通して：かぜ症候群後遷延性咳嗽，アトピー咳嗽など
- 就寝後・夜明け前：気管支喘息（咳喘息），アトピー咳嗽など
- 冷気吸入時・運動時：気管支喘息（咳喘息）：アトピー咳嗽など
- 人との会話時，知らない場所など：心因性咳嗽など

通常，咳は夜間の方が目立つが，心因性咳嗽のように，子どもが乾いた咳を繰り返しする場合は，昼間に目立つという特徴がある。子どもの心の状態を感じ取ることはとても重要で，背中をさすることや温かい手で触れることも大切である。

〈咳エチケット〉

子どもに対して，咳やくしゃみで，周囲の人へ感染を広げないためのマナーを教えることが大切である。咳をするときは，腕を前に出し肘の内側へ，または下を向いて靴やうわばきに向かってすることを教える。また，咳の際に使ったティッシュペーパーは，ふた付きのごみ箱に捨てる（図5-4）。

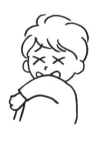
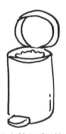
ふた付きごみ箱

図5-4　咳エチケット

（3）呼吸困難

子どもの呼吸器官は未熟であり，成人に比べて鼻道や後鼻孔が狭く，気道も細いため，風邪等で粘膜が少し腫れただけで呼吸困難に陥りやすい。低年齢であるほど呼吸困難は急速に進行する。

1）呼吸困難の原因

今まで元気だった子どもの呼吸の様子が急におかしくなる場合の原因としては誤嚥の可能性がある。また咳の項であげたように，呼吸器疾患や気道異物などの事故の場合が考えられる。気管支喘息，気管支炎，肺炎，百日咳，仮性ク

① なんとなく不機嫌，元気がない，いつもより動きが緩慢
② 呼吸が速い，走ったときのように肩で息をする
③ 会話が途切れる，声を出さなくなる，ぼーっとする
④ ゼーゼー，ヒューヒューなどの音が聞こえる
⑤ 顔色が悪い
⑥ 唇や爪の色が悪く，紫色になる
⑦ 急に呼吸が止まる

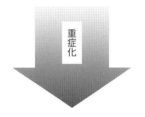

図 5-5　小児の呼吸の特徴

(浅野みどり他編：発達段階からみた小児過程 第3版，医学書院，2017 の p.679 表を参照に作図)

ループ，誤飲，これらは急速に悪化し呼吸困難の原因となるため，子どもの既往歴を熟知し，情報を共有し，注意深く観察することで呼吸困難を防ぐことが重要となる。

2）呼吸困難の観察

保育施設において呼吸困難の程度を具体的に測るすべはない。しかし，保育者の観察によって，その子どもの身体の変化に気付き，重症化を防ぐことができる。呼吸困難を疑わせる主な症状の項目の中から当てはまる症状を検討し，呼吸不全への移行を予測する（図5-5）。症状によって受診の必要性を判断できることが，子どもの安全につながる。

3）呼吸困難時のケアと保育の注意点

食事中は誤嚥，遊び中であれば誤飲の可能性がある。環境を整えることが重要となる。食物アレルギーなど，皮膚や顔が腫れる症状を伴う場合の呼吸困難は，アナフィラキシーの可能性がある。このようなときには足を上げ気道確保を行いながらの救急搬送が必要である。喘息など呼吸器疾患の場合は座らせて，症状が改善しないようであれば医療機関を受診する。

5．発疹，湿疹

(1) 発　疹

発疹は何らかの疾患のサインである。保育施設において発疹に気付いた場合，最初に発熱を伴うかのチェックを行う。発熱を伴う場合はほとんどが感染

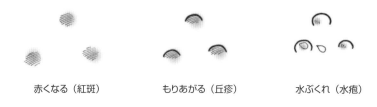

図 5-6　発疹の種類

性であり隔離が必要である。保育の現場でたくさんの子どもが混在する中での発疹の発見は，感染の拡大防止や子どもの重症化を防ぐことにおいて非常に重要である。

1）発疹の原因
　a）局所（部分的な）の感染によるもの
　伝染性膿痂疹（とびひ），伝染性軟属腫（水いぼ），ブドウ球菌性熱傷様皮膚症候群（Staphylococcal scalded skin syndrome；SSSS）など
　b）ウイルス性感染症の発疹
　麻疹，風疹，突発性発疹，手足口病，伝染性紅斑，水痘，溶連菌感染症など
　c）アレルギー自己免疫に伴う疾患の反応としての発疹，アレルギー性紫斑病，じんま疹，薬疹，川崎病，突発性血小板減少性紫斑病など

2）発疹の観察
①性状：紅斑，丘疹，水疱（図 5-6)
②部位：全身，局在（顔，四肢，左右対称）
③経過：発疹の出現から拡大，消退の経過（時間）

3）発疹のケアと保育の注意点
　全身に発疹が出た場合は即座に隔離を行う。職員室等でパーテーション等を使用して区切っても隔離にはならないため，確実に隔離できる場所が必要となる。保健室がない保育施設では，会議室や普段使用しない場所を一時的に隔離空間とできるように設定しておくとよいだろう。
　発疹が出現した子どもは，約 2 週間の間に麻疹，水痘，風疹などの患者との接触はなかったか，患者のきょうだいで感染していた疾患がないかなどの感染経路の情報を保護者から得ることも重要である。

（２）湿　　疹

　湿疹は皮膚が炎症を起こしている状態で，かゆみのある赤い斑（紅斑）や，かさかさした皮膚が剥がれ落ちる（落屑），盛り上がってブツブツした斑（丘疹）がある。原因は外的因子と内的因子が絡み合って発症し，外的因子は皮膚表面に接触する何らかの異物（花粉，埃，ダニ，細菌類，薬剤など）によって起こる。内的因子は，子どもそれぞれの皮膚の性状，アトピー素因等が影響する。例えばおむつかぶれやよだれかぶれは湿疹であり，外的因子である排泄物，分泌物と皮膚の状態から発生するものである。

１）湿疹の観察

　子どもの湿疹は，その子の体質等保護者と情報を共有する必要がある。湿疹の大きさ，色，数，周囲との融合性，皮膚面からの隆起（盛り上がり方），水疱の有無，出現している部位，広がり方，色素沈着の程度等をみる。

　※観察の方法は発疹に準ずる。

２）湿疹のケアと保育の注意点

　湿疹はその発症の初期にケアすることが増悪の防止となるため，ケアの方針を決定しておくことが，増悪防止での重要な因子となる。また環境により，その症状は悪化する可能性が高いため，保育所等においては湿度の管理や適切なスキンケアとアレルゲン除去が必要である。

６．熱性けいれん

　小児のけいれんは，脳が生理的に未熟であるため成人に比べて多くみられる。最も発症しやすいのは生後６か月から３歳であることからも，保育所内で熱性けいれんを初めて発症することもありうる。

（１）熱性けいれんの分類と特徴

　熱性けいれんは単純型と複雑型に分類される。単純型熱性けいれんは単発で持続が短く，左右対称性全身けいれんである。複雑型は①部分発作の特徴を示す，②発作の持続が長い（15分以上），③単一の発熱で通常24時間以内に複数回発作が反復する，以上３項目のうち１項目以上を満たすものである。熱性

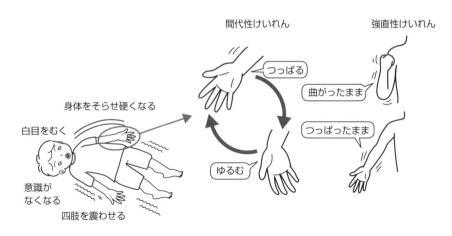

図5-7　熱性けいれん

けいれんの有病率は7〜8％で，その中で1/3の症例で2回以上の発作を繰り返す。大部分は学童期までに自然に消失する[1]。発作時は呼吸抑制による低酸素血症への対応や，窒息や転倒による身体損傷に配慮する必要がある。熱性けいれんの場合，けいれんは熱の上がる際に多く起こり，突然意識がなくなり，白目をむいて，身体をそらせるように硬くなったり（強直性けいれん），四肢をガクガクと震わせる状態（間代性けいれん）となる（図5-7）。

（2）熱性けいれんの病態

中枢神経と関係がない発熱に伴うけいれん発作であり，大脳神経細胞の異常放電によって繰り返し起こる。発熱の原因は，ほとんどが上気道感染，突発性発疹，インフルエンザなどの身近な感染症である。

2，3日熱が継続してからけいれんを起こすときは，脳の髄液に細菌が侵入する髄膜炎や脳炎の疑いがあるので速やかに医療機関への受診が必要である。

（3）熱性けいれんの観察（記録）

けいれんが起きると，子どもの顔色や唇の色が悪くなり，一時的に意識が悪くなる。熱性けいれんはその観察が重要であり，けいれんの仕方（全身，左右どちらかのみ，顔だけ，腕だけなど），どこから始まって，どのように広がっ

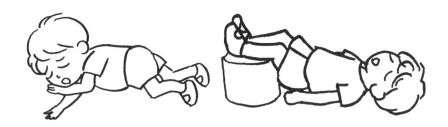

図 5-8　熱性けいれんの回復体位（左）とショック体位（右）

ていったのか，けいれんの継続時間，どのようなけいれんかが，その後の診断の大切な情報となる。突然起きた発作をノートやメモ用紙などに書き記すことは難しい。事前に記録を残しやすいよう，チェックリストなど専用の用紙を作成し，その用紙に必要事項が書けるように準備しておくとよい。記録した情報は受診する際に持参すると迅速な診断と治療につながる。

（4）熱性けいれんの対応と保育の注意点

　けいれんの既往がある子どもの保護者とは綿密に情報を共有し，発作が起こらないようにする予防策を立てておく。ジアゼパムなどの座薬が処方されている場合は職員全体で把握し，対応の順序を把握しておく。

　けいれんが起きたら，落ち着いて周囲の職員に知らせる。その際，大きな声で子どもの名前は呼ばず（刺激を与えない），静かに左右どちらでもいいので横向きにさせる（回復体位，図5-8）。この体の向きが窒息防止になる。また，子どもの衣服をゆるめる。冷静にけいれんの時間を測り，どのようなけいれんかを観察し，記録する。この記録は受診の際に医師に見せるとよい。

　けいれんは数分で終わることが多いが，保育者にはけいれんがすぐ治まるかは判断が難しいため，けいれんを起こした子どものそばにつき，周囲に助けを求めるのと同時に救急通報（119番）を依頼することが求められる（図5-9）。口唇色が悪くなり，けいれんが5分以上続く場合にはショック体位（図5-8）にする。

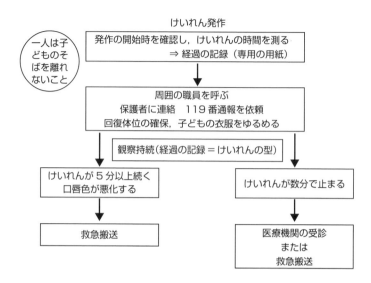

図5-9　けいれん時の対応フローチャート

7．痛み：疼痛

　痛みとは生体防御のための警告である。原因がはっきりしていなくても，痛いと感じるところに痛みは存在することからも，子どもが痛いと発信すれば，そこに痛みがあることを受け止めなくてはならない。

　痛みが自覚症状で主観的である以上，対応は痛みへの共感という子どものこころに寄りそうことから始める。最も大切なことは子どもの痛みを否定しないことである。子どもの痛みが繰り返し何度も起こる場合には，解決されていない身体的疾患の存在に加えて，心理社会的な影響の可能性もある。

　特に，幼児期においては，痛みを自分への罰と捉えることがある。我慢強い性格であれば，なお痛みを我慢する。これらは心理的負担をもたらす。また過去の痛みの経験は痛みを増強させることもある。このことからも言語的，非言語的側面から痛みを把握する必要があり，子どもの痛みへの不安を取り除く努力をしなくてはならない。

（1）痛みの原因

痛みは，その原因により，①身体的痛み，②神経因性の痛み，③心因性の痛みに大別される。子どもの痛みには，腹痛，頭痛，胸痛，咽頭痛，関節痛，筋肉痛，歯痛，けがの痛みなどがあるが，それら痛みの原因は成人と同じである。

子どもは具合が悪いときには，保護者や保育者から離れない傾向がある。自分自身で理解できない身体の変調を，乳幼児は機嫌，泣きなどで表現するのである。小学生以上であれば，ある程度の症状を表現することができるため，丁寧に聴取する。

（2）痛みの観察

以下の点を観察する。
① いつから痛いのか（いつから痛がっているのか）。
② どこが痛いのか（どのような姿勢か）。
③ 触らなくても痛いのか。
④ 触ると痛いのか。
⑤ 動かすと痛いのか。
⑥ 痛みは間欠的か（定期的に痛くなるのか）。

（3）痛みのケアと保育の注意点

先にも述べたように，子どもは自分の言葉で的確に痛みの表現をすることが難しい。保育者側から「ぽんぽん痛い」「おてて痛い」「ちくちく痛い」などの子どもの理解しやすい表現を使って，普段の保育の中で理解につなげる工夫が必要である。

〈子どもの部位別痛みの訴え方の例〉

乳児でも痛みを感じるときは眉間にしわをよせて，こわばった表情をする。
① 頭痛：表情が曇る，保育者のそばを離れない，抱っこをせがむなど，間接的な表現が多い。したがって，普段と違う子どもの様子を感じ取る観察力が必要である。
② 咽頭痛：急によだれを垂らすようになる。口の中に手を入れるようにな

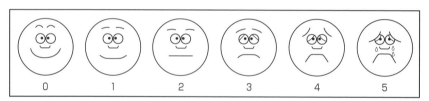

0＝まったく痛みがなくとても幸せ，1＝ちょっとだけ痛い，2＝それよりもう少し痛い，3＝もっと痛い，4＝かなり痛い，5＝必ず泣くほどではないが，想像できる最も強い痛み。いまの痛みを最もよく表す顔を患者に指してもらう。

図5-10 Wong-Bakerによる痛みのフェイス・スケール
（Whaley L.,Wong D : Nursing Care of Infants and Children. ed 3,p.1070,1987 より）

る，空咳（乾いた咳）をするなど反応はさまざまである。喉が痛いと訴えることもあるが，普段と違う子どものしぐさを感じ取ることが大切である。

③ 腹痛：腸管に由来する痛みは間欠的（一定の時間で起こったり，やんだりすること）となる場合が多い。例えば，座って動かなくなる，うずくまる，寝ていても足を伸ばさない，歩かなくなるなど，お腹が痛いと表現する前に，腹痛の場合はいつもと違う姿勢になることがある。

④ 四肢やけがの痛み（けが，関節痛など）：明らかにけががあるときは，その場所がズキズキと痛いなど，傷の手当をすることができる。関節痛は，運動時など，ちょっとした手足の曲げでも痛みを感じることがあり，なぜここで痛がるのか，という気付きを大切にする。

以上のように，子どもは痛みを感じていても表現をすることが難しいので，図5-10のような痛みのフェイス・スケールを活用することもできる。子どもが指さしなどで訴えやすいように，絵を使用することで訴えを表現しやすいようにすることもできる。

8．保育現場における薬の取扱い

保育所保育指針において，保育所において薬を与える場合は，医師の指示に基づいた薬に限定（市販薬は使用禁止）するとあり，その際，医師名，薬の種類，内服方法等を具体的に記載した与薬依頼票を提出してもらうことを基本と

する。保護者から預かった内服薬などについては，施錠できる場所に保管，また与薬時にはダブルチェックを行うなどの管理を徹底することが必要である（図 5-11）。

（1）投与の原則

① 保育所で与えられる薬は，医師の指示に基づいた薬のみ。

② 医師の指示である与薬依頼票（図 5-12）を園に提出。与薬依頼票の内容は，指示した医師の氏名，薬剤の種類，内服方法を詳細に記載してもらう。

③ 保育所で薬を預かった場合はその安全を徹底し，決してミスが起きないように注意する。

（2）薬の取扱いと保育の注意点

1）具体的な投与方法 = ダブルチェックとは

ダブルチェックは文字通り，2 人で確認することを指す。医療機関において

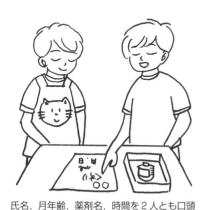

氏名，月年齢，薬剤名，時間を 2 人とも口頭で言う

図 5-11　薬剤投与時のダブルチェック

与薬依頼票

※記入の上、処方箋と薬と一緒に保育士に手渡して下さい。
※解熱剤・市販の薬はお預かり致しません。

依頼日	年　月　日		
児童名		保護者名	
薬の内容	風邪薬・咳止め・下痢止め・抗生剤 痛み止め・整腸剤・その他（　　） 外用薬（塗り薬・点眼）		
薬の種類	粉（　）包・水薬・その他（　　）		
時間	食前・食後・その他（　時　分）		

受付保育士		与薬保育士	

依頼書通り与薬しました

年　月　日　時　分

与薬保育士

チェック保育士

図 5-12　与薬依頼票の例

も薬剤投与時は必ずダブルチェックを行い，誤薬が発生しないようにされている。預かった薬は，名前，飲ませる時間，飲ませ方，与薬依頼票を確認の上，2人で口頭において発言し，子どもの氏名，投与目的，薬の名前，量，時間を言う。この作業は投与ごとに行い，1回ずつの投与を丁寧に確認しなくてはならない（図5-12参照）。与薬が終了したら，与薬済みの確認のサインも行う。薬を飲ませる場所は，薬を保管している場所がよいが，乳児など泣いて嫌がる場合には子どもが慣れている場所で飲ませることも必要である。

2）薬の飲ませ方

乳児の場合，少量の水で溶かしてスプーンやスポイトで与え，その後ミルクや水を与える。シロップは，容器をよく振り，薬剤が沈殿していないことを確認してからスプーンやコップに移して飲ませる。散剤はごく少量の水でまとめて上顎に付ける投与方法もある（図5-13）。

幼児の場合，3歳児くらいまでは水に溶かして飲ませるが，成人と同じように直接飲める子どももいるため，家庭での飲み方を確認する。本人が自分で飲める場合は，飲みきるまで見守ることが必要である。

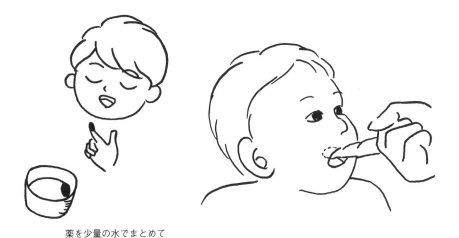

薬を少量の水でまとめて
上顎やほほの内側につける

上顎にぬりつける

図5-13　薬の飲ませ方

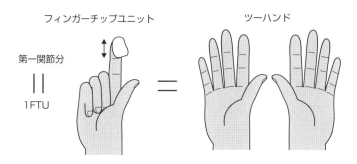

図5-14　フィンガーチップユニット

3）軟膏の使用方法　フィンガーチップユニット

　手のひら2枚分程度の皮膚にぬる場合に使われている方法である。人さし指の先から第一関節までの量が目安である（図5-14）。大人の手の人さし指の先から第一関節まで，口径5mmのチューブから軟膏剤やクリーム剤を出すとおよそ0.5gになる。ローションの場合は1円玉の大きさで0.5gとなる。この量で大人の手のひら2枚分の面積にぬることができる。

> **考えてみよう**
>
> ① 子どもの排便のトラブルについて考えてみよう。
>   ①下痢が続くことで，腸液により臀部や肛門の粘膜がただれてしまうことがある。どのようなときに子どもの苦痛が生じ，悪化しやすいか，その苦痛を和らげるケアについて検討してみよう。
>   ②トイレットトレーニングの時期に，ひどい便秘があり，泣きながら排泄している子どもがいたとき，どのようなケアが必要になるか検討してみよう。
> ② 子どもの咳について考えよてみよう
>   ①感染症予防での咳は，子どもの年齢によって変化がある。各年齢によって工夫できることを考えてみよう。また，咳は保育室や外気の温度，湿度によって出る場合がある。調整方法を考えてみよう。
>   ②保育者として咳エチケットの方法を考えてみよう。咳エチケットは習慣にすることが重要である。自分が咳が出るときに，意識をして練習してみよう。
> ③ 子どもの痛みについて考えてみよう
>   子どもの痛みの理解を深めるために，痛みのことを話し合ってみよう。どのようなときに痛いか，どのように痛いか，表現し合うことで友だちの痛みを理解する。心因的に痛みを感じるなど，他人に理解しがたい痛みもあるはずである。
> ④ 薬について考えてみよう
>   ①薬を投与する前のチェック方法を練習してみよう。また，薬の投与を行う際にはダブルチェックをする理由を考えてみよう。
>   ②小児は体重当たり○ mg，○ g と詳細に量が決定されている。微量に調整されている理由を考えてみよう。薬剤投与量は間違えると非常に危険である。なぜ危険であるかをまとめてみよう。

■引用文献

1) 浅野みどり他編：発達段階からみた小児看護過程 第3版，医学書院，p.346，2017

■参考文献

・及川郁子監修：子どもの外来看護 病院・診療所における外来看護の役割をめぐって，へるす出版，2011

- 及川郁子監修：健康な子どもの看護，メヂカルフレンド社，2005
- 金子堅一朗編：育児のポイントと健康相談，南山堂，2016
- 白石裕子：救急外来における子どもの看護と家族ケア，中山書店，2009
- 白木和夫，高田哲編：ナースとコメディカルのための小児科学，日本医事出版社，2014
- 桑野タイ子，本間昭子編：新看護観察のキーポイントシリーズ　小児Ⅰ，中央法規，2011
- 日本外来小児科学会編著：お母さんに伝えたい子どもの病気　ホームケアガイド　第4版，医歯薬出版，2015
- 鴨下重彦，柳澤正義：子どもの病気の地図帳，講談社，2002
- 日本小児栄養消化器肝臓学会，日本小児消化管機能研究会：小児慢性機能性便秘症診療ガイドライン，診断と治療社，2013
- 茎津智子：発達段階を考えたアセスメントにもとづく小児看護過程，医歯薬出版，2015
- 斉藤博久：研修医のための小児救急ABC Ⅱ．症候　呼吸困難と呼吸不全，小児科診療，5号，2006，pp.705-709
- くり返す子どもの痛みの理解と対応ガイドライン（改訂版），子どもの心とからだ，23（4），2015，pp.477-487
- 横田俊一郎，山本淳編著：小児科でよくみる症状・疾患ハンドブック，照林社，2017
- 梶谷喬，佐々木正美，小河晶子，寺田喜平：医療保育　ぜひ知っておきたい小児科知識，診断と治療社，2015
- 厚生労働省：保育所における感染症対策ガイドライン（2018年改訂版），2018
- 日本小児心身医学会：小児心身医学会ガイドライン集，南江堂，2015
- 西村龍夫：子どもの風邪—新しい風邪診療を目指して，南山堂，2015
- 浅野みどり他編：発達段階からみた小児看護過程　第3版，医学書院，2017
- 小林美由紀：子どもの保健演習ノート　子育てパートナーが知っておきたいこと　改訂第3版，診断と治療社，2016
- 竹尾惠子：看護技術プラクティス　第3版，学研，2015
- 浦部昌夫他編集：今日の治療薬　解説と便覧，南江堂，2018
- 友田明美：児童虐待が脳に及ぼす影響—脳科学とこどもの発達，行動—，脳と発達，43，2011，pp.345-351
- 大矢幸弘：よくわかるアトピー性皮膚炎，日本アレルギー協会，2012

第6章
子どもの疾病予防と適切な対応

　子どもたちは、成長の過程で何らかの疾病に罹患しながらも心身たくましく育っていく。本章では、疾病の経過とさまざまな治療法を理解するとともに、健康診査やマス・スクリーニング検査、予防接種などによる疾病予防や疾病の早期発見の目的を学ぶ。また、疾病予防には、子どもの生活習慣が大きく関与している。幼少期より適切な生活習慣をつくっていくことの大切さを理解する。

1．疾病の経過

　疾病は、治療の経過が短く比較的早くに治癒するものから、生涯その疾病を抱えながら継続的に治療を必要とするものまで、その経過は単純ではない（図6-1）。主な経過としては、急性期、慢性期、終末期に分けることができる。

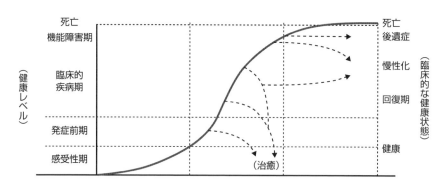

図6-1　疾病の自然史

(Leavell HR & Clark EG, 1965 を参照)

（1）急性期・急性疾患

急に症状（発熱，咳，発疹，けいれん，呼吸困難など）が出て，病気の進みが早い状態である。適切な治療で比較的短い期間に治癒して元の生活に戻る。症状が緩和し治癒に向かっている時期を回復期という。時に，非常に重篤で死の転帰をとることもある。

（2）慢性期・慢性疾患

症状は激しくないが，経過が長引く，長期間持続する状態である。慢性疾患は，完全に治癒することが難しく，長期間の医療的管理や療養（服薬の継続，運動制限，食事療法など）が必要なため，家族にも影響や負担が大きくなる。慢性疾患では，寛解期（長い経過の中で病状がコントロールされ落ち着いている時期）と増悪期（長い経過の中でコントロールの失敗や体調の変化により病状が急激に悪くなることや，再発する時期）を繰り返すことがある。「難病の患者に対する医療等に関する法律（略称：難病医療法）」では，「発病の機構が明らかでなく，かつ，治療方法が確立していない希少な疾病であって，当該疾病にかかることにより長期にわたり療養を必要とすることとなるもの」（第1条）を難病と定義している。

子どもでは，小児慢性特定疾病として医療費助成などを行っているが，生命への危険がなくなり症状の落ち着きとともに，可能な限り日常生活を普通に過ごすことができる（ノーマライゼーション）ように支援していくことが重要である。保育者は医療機関と連携をとり，病状の安定期間には，子どもの状態に応じて保育を展開する。

（3）終 末 期

治療の限界がみえたときから死に至るまでの期間である。その期間は，痛みなどの症状をやわらげ，自分らしい生活をおくることを助けるケア（緩和ケア；end of life）を行う。

2. 治 療 方 法

疾病に罹患すると，医学的診断の下にさまざまな治療が行われる。

(1) 安　　静

安静は，治療の基本で，どのような疾患でも必要となる。安静を保つことで，体の消耗を防ぎ，体力の回復を促すことを目的としており，全身の安静を保つ場合と，局所的に患部の安静を必要とするときなどがある。子どもは安静状態を保つことが難しく，じっとできない場合は，静かな遊びだけでも安静になるので，子どもの発達状態に合わせて工夫する。また，手足の一部が動かせないことなどもあるため，子どもの状態に応じた，遊びを考えて提供する。

(2) 薬物療法

薬物療法は，薬物（薬）の持つ作用を患者の状態に合わせて使用し，疾病の回復を助けるものである。薬は，それぞれの用途や目的に合わせて，内用剤（散剤，錠剤，水薬，カプセルなど），外用剤（塗り薬，点眼薬など），座剤（肛門などから挿入して使用する），注射剤などがあり，処方された薬の用法や用量を正しく使用することで，効果がある。一方，薬は長期に使用していると副作用（薬を飲んで体に好ましくない作用が出ること）が避けられないこともある。

保育所で子どもの薬を預かる際には，厚生労働省の通知（厚生労働省医政局長通知，平成17年7月26日）を順守し，用法・用量を守って使用するとともに，保管等の管理をしっかり行うことも重要である。慢性疾患の子どもなど，長期に薬を服用している場合には，どのような薬を服用しているか確認し，副作用の発現に注意して子どもを観察することも必要である。

(3) 外科的療法

主に，手術などによる治療法を外科的療法というが，子どもにとっては，むし歯の治療，耳鼻科や眼科での検査や治療，外傷による縫合処置などのほう

が，一般的である。外科的療法は痛みを伴うため，子どもは恐怖で泣いたり，暴れたりすることもある。処置の前には，保護者と協力して子どもにわかるように説明し，子どもなりに理解し納得して処置に取り組むことができるように支援する。保育者が直接子どもに説明することは少ないが，処置後や登園時には，治療をがんばったことをほめたり，ねぎらいの言葉をかけたりすることは，外科的治療が嫌な経験に終わらず，次の治療への意欲につながることもある。

(4) 食事や運動について

子どもにとって食事は，日常生活に必要な栄養を摂取するとともに発育を促進させる重要なものである。治療上，食事制限をしなければならない，疾病によって治療食や代替食を摂取しなければならないときは，身体発育への影響を継続的に確認していく。また，年少児では，咀嚼機能，消化吸収機能の発達に伴い離乳過程が進むことや，食習慣を形成していく時期でもある。子どもの精神発達や社会的発達も考慮していくことが求められる。

運動療法は，肥満などの子どもに行われることが多いが，治療として実施すると長続きしないことが多い。通常の遊びの中に運動的要素を取り入れ，楽しんで行えるように工夫していく。また，腎臓病や心臓病などで運動制限が行われるときには，どのような運動や活動が制限されるのか，具体的に確認して，過度な制限にならないよう注意する。

3．疾 病 予 防

(1) 健康的な生活習慣の確立

子どもたちが健やかに育つには，適切な栄養摂取，睡眠（休息）と活動（運動）のバランスなど，生活リズムを確立していくことが必要となる。これらは，身体機能の発達に合わせた基本的生活行動（食事，排泄，睡眠，清潔，着脱）の習得とともに養われていく。生まれたときは，一日のほとんどを眠って過ごしていた新生児が，少しずつ昼夜の区別がつくようになり，1歳ごろには夜になるとしっかり眠り，朝になると目覚めるリズムができてくる。そのころに，大人の夜型生活に子どもを巻き込んでしまうと，このリズムが崩れ，朝の

目覚めが悪い，食欲がなく食べられない，元気に遊ぶことができない，という悪循環に陥る。睡眠に限らず生活習慣は，保護者の考え方や生活環境が大きく影響を与えるため，いったん確立された習慣を修正することは困難なことが多い。保護者の理解と協力を得ながら，子どもの年齢にふさわしい生活習慣の確立を図るようにする。

（2）乳幼児健康診査

　乳幼児健康診査は，母子保健法に基づき，区市町村で実施されている。乳幼児の健康状態，保護者の育児への関わりなどを把握し，保健指導等を通して健康の保持増進を図ることを目的としている。

　具体的には，表6-1のような内容の健康診査を行い，保健指導を実施している。

　乳幼児健康診査は，生後6か月に達するまで（乳児期前期）は月1回，6か月から1歳に達するまで（乳児期後期）は2月に1回，1〜3歳（幼児期前期）は年2回以上，4歳以降就学まで（幼児期後期）は年1回以上の受診を勧奨している。1歳6か月児（満1歳6か月以上満2歳未満）と3歳児（満3歳以上満4歳未満）については，母子保健法での健康診査が義務付けられている。

　乳幼児期は，月例によってさまざまな心配事が出てくる（表6-2）。健康診査では，子どもの発達，生活環境に合わせた保健指導・育児相談が行われ，問題が発見された場合は，経過観察や精密検査の紹介など事後措置がとられる体制となっている。

　保育所等でも定期的に健康診断が行われているが，保育者は，自治体の健康診査を受けることで早期発見・対応の機会を増やすこと，また地域連携にもつながることを視野に入れて，保護者への受診を勧めるとともに，結果に関心を持って支援をしていきたい。

（3）マス・スクリーニング

　マス・スクリーニング検査は，集団を対象に検査を行い，疾病によって不可逆的な状況になる前に疾病を発見して治療し，障がいを予防するために行う検査をいい，出生後の新生児期に実施される先天性代謝異常等検査や新生児の聴

表6-1 乳幼児に対する健康診査

＜乳児期＞
(1) 発育栄養状態
(2) 精神，運動機能の発達
(3) 疾病又は異常
　ア　発育不全（ことに低出生体重児，未熟児であったものについて）
　イ　栄養の不足又は過剰による身体症状
　ウ　貧血（ことに低出生体重児，未熟児であったもの，病気にかかり易い児，離乳期の児について）
　エ　皮膚疾患（湿疹，皮膚炎，血管腫等）
　オ　慢性疾患（先天性股関節脱臼，斜頸，悪性腫瘍，肝疾患，腎疾患等）
　カ　先天奇形（心奇形，ヘルニア，口唇口蓋裂，内反足，頭蓋縫合早期癒合等）
　キ　先天性代謝異常
　ク　中枢神経系異常（精神発達遅滞，脳性麻痺，てんかん，水頭症等）
　ケ　聴力及び視力障害（斜視を含む）
　コ　歯科的異常（歯の萌出異常，口腔軟組織疾患等）
　サ　虐待が疑われる身体所見や不合理な説明

＜幼児期＞
(1) 身体発育計測（体重，身長，頭囲，1歳児まで胸囲を含む）
(2) 栄養状態（筋骨の発育，皮下脂肪の状態，皮膚の緊満，血色等）
(3) 精神機能及び運動機能の発達
(4) 疾病又は異常
　ア　肥満とやせ及び貧血
　イ　発育障害（成長ホルモン分泌不全性低身長症等）
　ウ　各種心身障害（肢体不自由，精神発達遅滞，てんかん，聴力及び視力障害，言語障害等）の発見と教育訓練の可能性の評価
　エ　慢性疾患（気管支喘息，心疾患，腎炎，ネフローゼ，皮膚疾患，アレルギー性疾患，悪性腫瘍，糖尿病，結核等）
　オ　視聴覚器の疾病又は異常
　カ　う歯，歯周疾患，不正咬合等の疾病又は異常
　キ　特に疾病又は異常を認めないが，虚弱で疾病罹患傾向の大なるもの
　ク　情緒・行動の問題，自閉傾向，社会（環境）適応不全，学習障害，心身症等に対して早期発見に努め，適切な援助を行うこと。
　ケ　児童虐待の早期発見に努め，適切な援助を行うこと。

（平成8年児発第934号　厚生省児童家庭局長通知「母性，乳幼児に対する健康診査及び保健指導の実施について」）

表6-2 月齢別よくある心配事

1か月	黄疸の残り，嘔吐・溢乳，鼻閉，皮疹・あざ，母の服薬
4か月	体重増加の心配，首がすわらない，便秘，湿疹
7か月	夜泣き，抱き癖
10か月	歯が生えない，フォローアップミルク，よく病気する，離乳
12か月	歩かない，視線が合わない，かんしゃく，卒乳
1歳半	体格，卒乳，アレルギー，偏食や食べむら，夜泣き，自我の目覚め
3歳	少食・偏食，排尿・排便，発語・構音，落ち着きがない，かんしゃく，内気

福岡地区小児科医会乳幼児保健委員会編：乳幼児健診マニュアル 第5版，医学書院，2015を参考に作成
（横田俊一郎・山本淳：小児科でよくみる症状・疾患ハンドブック，照林社，p.5，2016）

覚スクリーニング検査などがある。

1）新生児先天性代謝異常症マス・スクリーニング

　生体内の物質代謝の過程が先天的に障害されている状態を先天性代謝異常と総称し，1977（昭和52）年から行われており，現在，2つの方法が実施されている。生後5日頃に，検査ろ紙に少量の血液を採取して検査するガスリー法では，6疾病（フェニルケトン尿症，メープルシロップ尿症，ホモシスチン尿症，ガラクトース血症，先天性甲状腺機能低下症（クレチン症），先天性副腎皮質過形成症）が対象となっている。1990年代後半から導入されたのがタンデムマス法（タンデム型質量分析計）で，1回の分析でより多くの疾病が発見されるようになり，2018（平成30）年現在は17疾病が対象となっている。

2）新生児聴覚スクリーニング

　先天性難聴の出現頻度は1,000人に1〜2人とされており，ほかの先天性疾患に比べ頻度が高いことが特徴である。新生児聴覚スクリーニングは，2000（平成12）年から多くの医療施設で実施され，1年間に約1,000人の両耳難聴が発見されている[1]。聴覚は言語発達にも影響するため，早期発見により補聴器などを使用し，聞く力や話す力を身に付ける練習ができるようすることが重要である。検査方法も簡便化されてきている。

（4）予防接種

　予防接種は，感染症に免疫を持たない感受性者に対し，感染症の予防，症状

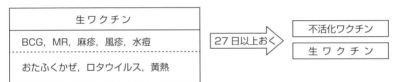

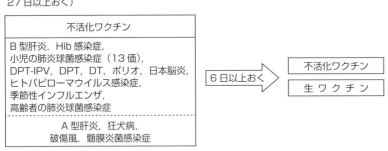

図 6-2 ワクチン接種の間隔
(公益財団法人予防接種リサーチセンター:予防接種ガイドライン 2018 年度版, p.33, から転載, 一部改変)

の軽減, 蔓延防止を目的に行われる。1948（昭和 23）年に予防接種法が施行された。同法は 1994（平成 6）年に改正が行われ，それまで集団による接種が義務化されていたが，個別による勧奨接種（受けるよう努めなければならない努力義務）となった。また，接種直前の体温測定，問診，聴診など予診を強化し，ワクチンの副反応に対する健康被害救済の充実も図られた。

　現在使われている予防接種のワクチンは，生ワクチンと不活化ワクチンの 2 種類である。生ワクチンは，生きた細菌やウイルスの毒性を弱めたもので，接種することでその病気にかかった場合と同じような免疫ができる。不活化ワクチンは，細菌やウイルスを殺して免疫をつくるのに必要な成分を取り出し，毒性をなくしたワクチンである。十分な免疫を得るには，数回接種することが必要である。この 2 つの異なったワクチンを接種するため，接種する際には，一定の間隔を置いて接種することが必要である（図 6-2）。

　予防接種は，定期接種と任意接種に分けられている。定期接種は，予防接種

表6-3　予防接種を受けることができない場合

1. 明らかに発熱（通常37.5度以上）をしている
2. 重篤な急性疾患に罹患している
3. その日に受ける予防接種の接種液に含まれる成分でアナフィラキシーを起こしたことがある
4. 麻疹，風疹，水痘，流行性耳下腺炎の予防接種対象者で妊娠していることが明らかな人
5. BCG接種の場合において，外傷などによるケロイドが認められる子ども
6. B型肝炎の予防接種で，母子感染予防として出生後にB型肝炎ワクチンの接種を受けた子ども
7. その他，医師が不適当な状態と判断した場合

（公益財団法人予防接種リサーチセンター：予防接種と子どもの健康2018年度版，p.11，から転載，一部改変）

法に基づき対象年齢が定めら，予防接種を受けるよう努めなければならないとされている。

　子どもの定期接種には，B型肝炎，Hib感染症，小児の肺炎球菌感染症，ジフテリア，百日咳，破傷風，ポリオ，BCG，麻疹，風疹，水痘，日本脳炎，ヒトパピローマウイルス感染症，などがある（p.122，表8-3参照）。任意接種は，予防接種法の対象とはなっていないが，季節性インフルエンザワクチン，流行性耳下腺炎，ロタウイルス感染症，など，子どもが罹患しやすい疾病である。

　予防接種の多くは，その接種時期が乳幼児期に集中している。短期間に多くのワクチンを接種するには，接種時期を把握し，スケジュールを立てなければならない[2]。また，安全に予防接種を受けることができるよう，日頃から体調を整えるなどの配慮も必要となる。表6-3のようなときには，予防接種を受けることができないので注意する。

　可能な限り，集団生活に入る前に必要な予防接種を受けていることが望ましく，保育者は，保護者が予防接種の意義，予防接種の種類と効果や副反応，接種時期，予防接種に当たっての注意などの理解を深め，予防接種をきちんと受けることができるように支援することが重要である。

（5）メタボリックシンドローム（生活習慣病）

　食習慣，運動習慣，喫煙や飲酒などの好ましくない生活習慣が関係して，糖

3. 疾病予防

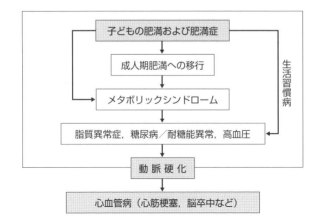

図 6-3　小児肥満から始まる心血管病の進展

表 6-4　小児期（6〜15歳）のメタボリックシンドロームの診断基準

①があり，②〜④のうち 2 項目を有する場合にメタボリックシンドロームと診断する	
危険因子	基　準　値
① 腹　　　囲	80 cm 以上*
② 血清脂質　中性脂肪　かつ／または	120 mg/dL 以上
HDL コレステロール	40 mg/dL 未満
③ 血　　　圧　収縮期血圧　かつ／または	125 mmHg 以上
拡張期血圧	70 mmHg 以上
④ 空腹時血糖	100 mg/dL 以上

（注）＊・腹囲／身長が 0.5 以上であれば項目①に該当するとする
　　　・小学生では腹囲 75 cm 以上で項目①に該当するとする

尿病や高血圧，心臓病などを発症することを生活習慣病と呼んでいたが，その後，「腹部の肥満が過剰に蓄積され（内臓肥満），そこに高血圧や高血糖，脂質代謝異常などが組み合わさり，心臓病や脳卒中などの動脈硬化性疾患をまねきやすい状態」をメタボリックシンドローム（内臓脂肪症候群）というようになった[3]。2008（平成 20）年からは，特定健康診査・特定保健指導が行われ，健康増進法に基づく生活習慣病対策が進められている。一方，メタボリックシンドロームには，成人のみならず小児期からの過食や運動不足によって起こる小児肥満が関連していることが問題視されるようになり（図 6-3），小児期メタボ

表 6-5　生活習慣の改善のために

1．身体計測時には肥満度*を確認する（子どもの体型へ関心をもつ）
　　＊ p.37 参照
2．子どもに影響を与えていないか，親の生活スタイルを見直す
3．規則正しい生活リズムをつくる（早寝，早起きの朝型生活へ）
4．食生活の確認
　・3食とおやつの時間を決める
　・1日30品目，和洋中華など混ぜ，バランスよく摂取する
　・よく噛み，ゆっくり食べる
　・空腹を感じて，しっかり食べられるようにする
5．年齢に適した睡眠時間*をしっかり取る　＊ p.49 参照
6．1日の中で身体を動かす時間をつくる
　など

リックシンドロームの診断基準が示され，子どもの肥満予防が重要となっている（表6-4）。

　子どもの肥満は，不適切な生活習慣（食習慣：過食，早食い，不規則な食事，就寝前の食事，脂肪分や塩分の多いスナック菓子の摂取など，屋外での運動不足，夜型の睡眠時間や睡眠不足など）が影響しており，保護者や家庭の理解と協力が不可欠である。子どもの肥満が，将来悪影響を与えることを保護者自身が認識し，家庭環境に応じて運動不足と過食等による悪循環を断ち切るようにする（表6-5）。

　子どもの肥満は，年齢が上がるにつれ自己肯定感（コンプレックス）や不登校などにも影響をきたすことがある。また，周りが改善に向けて過度な要求をすると，それがストレスとなって取り組みがうまくいかないこともある。保育者は，幼少期から肥満予防の啓発に努めるとともに，肥満傾向児がみられた場合は，子どもの気持ちや保護者の状況を十分に理解して支援していくようにしていきたい。

> **考えてみよう**
> ① どのような種類の予防接種がいつ頃実施されているか，予防接種スケジュールを調べてみよう。
> ② 健康診査で肥満傾向といわれた3歳の子どもが入園してきた。保育所等では，子どもと保護者にどのような支援ができるか話し合ってみよう。また，地域にいる保健師とどのような連携が必要か考えてみよう。

■引用文献

1) 日本耳鼻咽喉科学会：新生児聴覚スクリーニングマニュアル― 産科・小児科・耳鼻咽喉科医師，助産師・看護師の皆様へ―，p.3，2016
2) 日本小児科学会が推奨する予防接種スケジュール
   http://www.jpeds.or.jp/modules/activity/index.php?content_id=138
   国立感染症研究所予防接種スケジュール
   https://www.niid.go.jp/niid/ja/schedule.html
   VPDを知って子どもを守ろうの会おすすめ予防接種スケジュール
   https://www.know-vpd.jp/children/
   （いずれも2018年10月アクセス）
3) eヘルスネット，メタボリックシンドローム
   https://www.e-healthnet.mhlw.go.jp/information/metabolic/m-01-001.html
   （2018年10月アクセス）

第7章
新生児と先天性の病気

すべての子どものからだは、一つの受精卵からつくられている。本章では、この出生の過程、その過程の異常による疾患、新生児の分類などを学び、皆さんの目の前にいる子どもたちがどのように生まれて育ってきたのかを正しく理解し、適切な対応ができるように学んでいく。

1. 受精から出生

(1) 受精の成立

妊娠は卵子と精子が受精することにより成立する。通常は、男性と女性による性交渉により、排卵された卵子に対して射精された多くの精子が競争して、通常は一つの精子のみが卵子と受精する。この受精が成立するために、人間のからだは、思春期による性成熟に始まり、その後も種の保存のための数多くの準備段階を繰り返している。そして、こうして生まれた一つの受精卵が、細胞分裂と分化を繰り返し、人間のからだをつくり上げる。

(2) 受精卵から胎児へ

母体卵管内で受精した受精卵は、受精後すぐに卵子の核と精子の核が融合し、細胞分裂を繰り返しながら卵管を移動する。1週間後には子宮内膜に着床し、15週前後には胎盤が完成する。この受精卵のごく初期段階を胚と呼び、その時期には全身のあらゆる細胞に分化可能な胚性幹細胞をつくることができる。こうして、1個の受精卵が分裂を繰り返して、神経系組織、骨格組織、内臓組織など、形態も機能もまったく違う種々の細胞に分化していく。具体的には、在胎3～8週を胎芽期と呼び、まだ、細胞から人間の形へと変わる時期

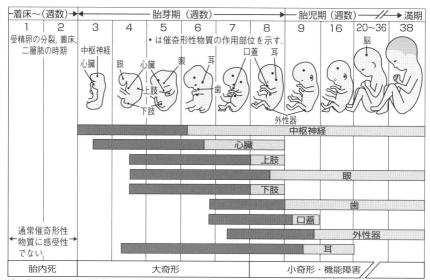

図 7-1 胎芽期，胎児期の変化

(Moore KL：Before We are Born. Basic Embryology and Birth Defects, 2 nd ed.,WB Saunders, 1977
／森川昭廣監修：標準小児科学第 7 版，医学書院，p.4, 2009 を参考に作図)

で，四肢や各種の臓器が形成される。この時期には，薬物，アルコールなどのさまざまな因子により形成に影響を受けやすい。この因子の中で奇形を起こす性質のことを催奇形性という。在胎 9 週以降を胎児期と呼び，この時期は，形態的には人間の形をしているが，小さく，それぞれの臓器の機能はまだ，未熟である。分娩予定日までは胎児の成長，それぞれの臓器の成熟のための期間である。

2．新 生 児

(1) 新生児の分類

母体内で成長・成熟してきた胎児が，母体から娩出されたときから，胎児は新生児と呼び方が変わる。この新生児とは，出生した日を 0 日と数えた場合に，生後 0 日から 28 日未満の児のことである。特に生後 7 日未満のことを早

期新生児という。以下は，新生児に関する分類ならびに用語である。
　① 体重による分類
　　巨大児：4,000 g 以上
　　正常出生体重：2,500 g 以上 4,000 g 未満
　　低出生体重児：2,500 g 未満
　　極低出生体重児：1,500 G 未満
　　超低出生体重児：1,000 g 未満
　② 在胎週数による分類
　　正期産児：在胎 37 週 0 日から在胎 41 週 6 日まで
　　過期産児：在胎 42 週 0 日以上
　　早期産児：在胎 22 週 0 日から在胎 36 週 6 日まで
　③ 在胎週数と出生時体重との組み合わせによる分類
　　AFD（appropriate for dates）：在胎期間に対して正常範囲内の体重
　　SFD（small for dates）：在胎期間に対して体重が小さい
　　HFD（heavy for dates）：在胎期間に対して体重が大きい

3. 先天異常

　先天異常とは，先天性の要因による体表面，または体内諸臓器の解剖学的構造異常および機能の異常をいい，先天奇形とはその中でも，特に解剖学的構造異常に対して用いられる。具体的には，染色体，遺伝の異常を伴って出生した場合，あるいは，胎芽期，胎児期を通して何らかの因子が胎児の成長成熟に影響を与え，何らかの形態的異常，機能的異常をもって出生した場合を先天異常という。

(1) 遺伝とは

　遺伝とは，一般的には毛髪の色や眼（瞳孔）の色，顔の輪郭などの外見に現れる性質，すなわち「形質」が親から子に伝わることをいうが，医学用語では，突然変異などの遺伝現象で生じるものも含むとされる。人間は，少なくとも 7～8 種類の遺伝病（常染色体劣性遺伝）の保因者であるといわれ，パート

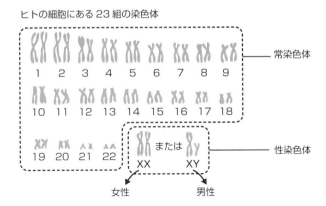

図 7-2　正常体細胞の染色体

ナーが同じ種類の病気の保因者であった場合には，子どもの4人に1人がその病気となり，その出生により，初めて両親が保因者であったことに気付かれる場合もある。遺伝子の突然変異は人間の体内では，当たり前のように起きている現象だが，人間にはこれを修復する機能もあるため，結果として問題とならない場合がほとんどである。

(2) 染 色 体

　遺伝情報の伝達と発現を役割とする核内に存在する物質を染色体という。人間の場合，染色体は，常染色体を22対，性染色体を1対，合計46本持ち，男性の場合にはXY，女性の場合にはXXとなる。染色体の異常には，染色体の数の異常と構造の異常がある。数の異常として，1本の過剰をトリソミー，1本の不足をモノソミーと呼び，その増減している染色体番号を付けて呼ぶ。何らかの原因で本来の構造に異常をきたした場合として，相互転座（2つの染色体で切断と再結合），欠失（部分モノソミー），重複（部分トリソミー），逆位などがある。

(3) 先天奇形 (奇形症候群)

　先天異常の中でも，解剖学的構造異常を先天奇形といい，口唇・口蓋裂，合指（趾）・多指（趾）症などが代表的疾患としてあげられる。これらは，その

原因によって，前述した①遺伝性疾患，②染色体異常，③多因子性疾患，④出生前の環境要因や外因によるもの，⑤その他原因不明に分けられる。解剖学的構造異常であるので，外科的な処置を必要とする場合も多いが，形態異常は治すことができても機能異常は残存する場合も多く，生涯を通してのフォローが必要となる場合が多い。

4．先天性疾患

(1) 染色体異常症
1) 21-トリソミー（ダウン症候群）

通常1対2本である21番染色体が，1本多い3本ある染色体の数の異常により起こる疾患である。出生児約1,000人に1人の頻度でみられ，染色体異常には3つのタイプがあるが，その多くは単に21番染色体が1本多いだけの標準型である。その他に，染色体の一部がちぎれて，または全部が他の染色体に結合した状態である転座型，染色体の全部ではなく一部にのみ異常を認めるモザイク型がある。

この症候群の児の知能指数（IQ）の平均は30～59で，精神・運動発達は個人差が大きい。2～3歳ころに歩行可能となる児が多く，体格は小柄で筋緊張が低く，心臓や消化管奇形の合併が多い。難聴，中耳炎の慢性化，斜視，乱視，遠視，白内障，甲状腺機能低下，てんかん，白血病の発症頻度も高い。外見の特徴は，前後径の短い頭部，平面的な顔，ややつりあがった目，舌を口腔から出している，短い指などである。生活習慣病や認知症状が早く現れる傾向がある。生命予後は合併奇形の重症度や合併症の程度によるが，積極的な治療やケアにより改善されて70歳を超える者もいる。

ダウン症候群は，症状の幅が広く，発達・発育のばらつきも大きいため，一人一人の年齢や状態に合わせた指導が重要である。一人の社会人として，いかに自立した生活ができるか，教育や支援のあり方を考えることを忘れてはならない。

2) 18-トリソミー

18番染色体の全長あるいは一部の重複による数の異常によって起こる疾患

である。出生児 3,500 〜 8,500 人に 1 人の頻度でみられ，女児に多い。胎児期からの成長障害，身体的特徴（手指の重なり，短い胸骨，揺り椅子状の足など），先天性心疾患（心室中隔欠損［VSD］，心房中隔欠損［ASD］，動脈管開存［PDA］など），肺高血圧，呼吸器系合併症（横隔膜弛緩症，上気道閉塞，無呼吸発作など），消化器系合併症（食道閉鎖，鎖肛，胃食道逆流など），泌尿器系合併症（馬蹄腎，水腎症，そけいヘルニアなど），筋骨格系合併症（多指症，合指症，橈側欠損，関節拘縮，側弯症など），難聴，悪性腫瘍（ウィリムス腫瘍，肝芽腫）などの多くの症状を呈する。

以前は，予後不良の疾患といわれ，出生後は治療の差し控えが考慮されていたが，現在は，医学の進歩により，まずは，標準的治療を目指すことが多くなっている。ただし，現在でも幼児期で生涯を終える場合が多い。

3）ターナー症候群

ターナー症候群は，性染色体のX染色体の全体または一部の欠失によって起こる疾患である。女性のみに発症し，出生女児約 1,000 人に 1 〜 2 人の頻度でみられる。症状として，低身長，特徴的身体兆候（翼状頸，外反肘，背中側の髪の毛の生え際が低い，手足の甲がむくむなど），卵巣機能不全による二次性徴や月経の異常などがあげられる。性腺機能不全を主病態とするため，不妊となる場合が多い。

（2）遺伝性疾患

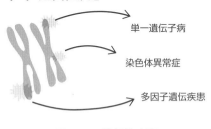

図 7-3　遺伝性疾患

医学の進歩により，現在では遺伝子配列をすべて解析できるようになってきた。それと同時に，疾患がどの遺伝子の異常によるものかがわかってきたものも少なくない。言い換えれば，ほとんどの疾患の発症には遺伝子が関与している可能性も否定できない。遺伝性疾患には単一遺伝子病，多因子遺伝疾患，広義には前述した染色体異常症などがある（図7-3）。現時点で，責任遺伝子も判明している代表的な遺伝性疾患を述べる。

1) マルファン症候群

単一遺伝子病の一つで,常染色体優性遺伝の形式をとる。発生頻度は3,000～5,000人に1人で,15～30％は変異といわれている。高身長,長い手足,長い指などの骨格症状,水晶体脱臼の眼症状,心臓弁と大動脈の脆弱性を特徴とする疾患である。

2) フォン・レクリングハウゼン症候群（神経線維腫症Ⅰ型）

単一遺伝子病の一つで,常染色体優性遺伝の形式をとる。発生頻度は約3,000人に1人である。皮膚に生ずる病変として,カフェオレ斑,神経線維腫,雀卵斑様色素斑,若年性黄色肉芽腫などがある。神経系には視神経膠腫,脳脊髄腫瘍,骨病変として,脊椎・四肢骨の変形,顔面・頭蓋骨の欠損などを認める。

生殖医療

疾患の原因究明という点で進歩した遺伝子工学だが,生殖医療において技術が進歩し,現在,理論上は,一つの精子（精原細胞）と一つの卵子があれば,顕微鏡を用いた顕微授精による体外受精によって,妊娠,出産へと進むことができる。また,技術的にはこの間に遺伝子異常の有無などの検索もできるほどに科学は進歩している。2015（平成27）年度の日本産科婦人科学会の報告では,日本の1年間の出生数のうち約5％が生殖補助医療（体外受精）による出生である。

考えてみよう

① 受精卵の立場になって，妊娠中の注意すべきことについて考えてみよう。
② ダウン症候群の1歳半の園児がいる。他の園児との生活の中で，何に気を付ければいいのか，考えてみよう。

■参考文献

- 遠藤文夫総編集：最新ガイドライン準拠　小児科　診断・治療指針　改訂第2版，中山書店，2017
- 森川昭廣監修：標準小児科学第7版，医学書院，2009
- 日本産科婦人科学会HPよりリンク　ARTオンライン登録
  https://plaza.umin.ac.jp/~jsog-art/　（2018年11月アクセス）

第8章
感染症

　子どもたちの健康を脅かす疾患の多くは感染症である。本章では，その感染症の基本である，感染源，感染経路，感受性（感染しやすさ）を理解し，感染予防を常に考えながら保育を行うことができるように学ぶ。また，感染に関係する多くの法律を理解して，感染症発症のときに，正しい対応ができるように学んでいく。

1. 感染とは

　何らかの病原体（細菌，ウイルスなど）が人間の体内に侵入し，この侵入した病原体によって体の防御機構が破られ，病原体が体内で発育，増殖することを感染という。病原体の侵入経路としては，眼（結膜），気道（口腔，鼻腔），消化管など解剖学的に外界に通じている粘膜面，あるいは，皮膚にできた刺し傷，切り傷などの創傷部位があげられる。この感染により，何らかの臨床症状が出現した状態を感染症という。病原体が体内に侵入してから症状が現れるまでには，ある一定の期間があり，これを潜伏期間という。

　感染症が発生するためには，病原体を排出する「感染源」，その病原体が宿主に伝播するための「感染経路」，そして「病原体の伝播を受けた宿主に感受性が存在する」ことが必要である。この感受性があるということは免疫が弱く感染症が発症することを意味する。「感染源」，「感染経路」および「感受性が存在する宿主」の3つを，感染症成立のための三大要因という。乳幼児期の感染症の場合は，これらに加えて，宿主である乳幼児の年齢が感受性（抵抗力）に影響し，要因として病態に大きな影響を与える。

(1) 感 染 源

 病原体には大きく分けて，細菌，ウイルスがあげられる。その他には，原虫，真菌，などもあげられるがまれである。

(2) 感 染 経 路

 人体の粘膜面，あるいは，創傷面にたどり着いた病原体が，人体の防御機構を打ち破り体内に侵入した場合に感染は成立する。健常者の場合，その感染門戸は，口，鼻がほとんどで，それにつながる気道，食道に始まる消化管が主たるものとなる。また，眼も経路になり得る粘膜面を持っている。感染経路には，空気感染，飛沫感染，接触感染*がある（図8-1）。

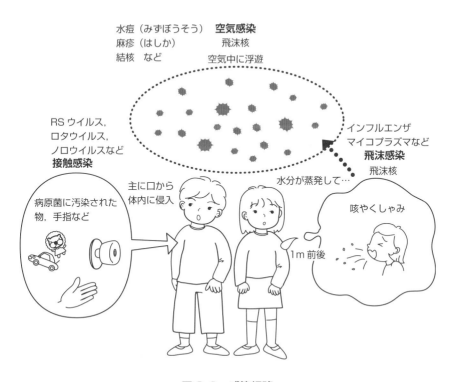

図8-1 感染経路

1）空気感染

感染している人が咳やくしゃみ，会話をした際に口から飛び出した小さな飛沫が乾燥し，その芯となっている病原体（飛沫核，直径 0.005 mm 以下の粒子）が感染性を保ったまま空気の流れによって拡散し，それを，他人が吸い込むことで感染することをいう。空気感染は室内等の密閉された空間内で起こるものであり，その感染範囲は，つながりのある空間すべてに及び，これには，空調が共通の部屋間等も含まれる。病原体に対する抵抗力を持たない限り予防はできないことから，予防には予防接種が必須である。

病原体としては，麻疹ウイルス，水痘ウイルス，結核菌などがあげられる。

2）飛沫感染

感染している人が咳やくしゃみ，会話をした際に，病原体が含まれた小さな水滴（飛沫）が口から飛び，これを近くにいる他人が吸い込むことで感染することをいう。飛沫が飛び散る範囲は 1 ～ 2 m である。飛沫感染は，多くの場合，飛沫を浴びないようにすることで防ぐことができ，感染している人から 2 m 以上離れることや感染者がマスクを着用するなどの咳エチケット（p.80 参照）を確実に実施することが予防に有効である。

病原体として，インフルエンザウイルス，アデノウイルス，マイコプラズマ，百日咳菌，溶血連鎖球菌，肺炎球菌などがあげられる。

3）接触感染

感染源に直接触れることで伝播が起こる感染（握手，だっこ，キスなど），あるいは汚染された物を介して伝播が起こる間接接触による感染（ドアノブ，手すり，遊具など）のことをいう。接触感染は，健常な体の表面に病原体が付着しただけでは感染は成立しないが，病原体の付着した手で口，鼻または眼をさわること，病原体の付着した遊具等をなめることなどによって，病原体が体内に侵入することで感染が成立する。また，傷のある皮膚から病原体が侵入する場合もある。

病原体として，ノロウイルス，ロタウイルス，RS ウイルス，伝染性軟属腫

---

*　空気感染する病原体は飛沫感染も接触感染もする場合があり，飛沫感染する病原体は接触感染もする場合がある。このように，感染経路は一つとは限らないことも予防の際には考慮する必要がある。

ウイルス，黄色ブドウ球菌，カンジタ菌，アタマジラミなどがあげられる。

4）経口感染と血液媒介感染，蚊媒介感染

経口感染：病原体を含んだ食物・飲料・水を食べたり飲んだりすることによって，病原体が体内に容易に入り込み感染が成立するものをいう。食材の正しい衛生管理により防ぐことができる感染である。

血液媒介感染：血液を介して感染することをいう。病原体が潜んでいる血液（汚染血液）が傷ついた皮膚や粘膜につくことにより病原体が体内に侵入し感染が成立する。

蚊媒介感染：病原体を持った蚊に刺されることで感染することをいう。日本では，日本脳炎ウイルスが多かったが，近年は，デングウイルス（デング熱），マラリア原虫なども輸入感染症としてみられる。

(3) 感受性（抵抗力）

子どもに感染に対する感受性があるということは，子ども側からすると抵抗力がないということを意味する。この抵抗力は，年齢によって変わってくる。感染に対抗するものとして知られている，血液中の抗体は，出生時には母親からの移行抗体があるものの，出生後には徐々に低下していき，生後3～6か月ごろには低値となることがわかっている。すなわち，乳児前半は感染に対する抵抗力が最も弱い時期である。こういった状況から，乳幼児を感染から未然に防ぐためには，抵抗力をつけるための予防接種が必要となる。特に，低年齢からの集団保育が増えてきている昨今，重症感染症を未然に防ぐためには，予防接種の重要度は増している。

2．感染症法と学校感染症

(1) 感染症法

感染症は，国家レベルでの対策が必要であり，そのために感染症対策に関する法律が制定されている。1897（明治30）年に伝染病の予防および伝染病患者に対する適正な医療の普及を図ることによって，伝染病が個人的にも社会的にも害を及ぼすことを防止し，もって公共の福祉を増進することを目的として

「伝染病予防法」が制定された。その後100年にわたり同法を中心に感染症対策は進められたが，1998（平成10）年に「感染症の予防及び感染症の患者に対する医療に関する法律」（感染症法）が制定され，従来の「伝染病予防法」，「性病予防法」，「後天性免疫不全症候群の予防に関する法律」は廃止，感染症法に統合され，「結核予防法」も数年後同様に感染症法に統合された。

一方で，学校という集団の中での感染症（学校感染症）は，保健管理上の特性を考慮し，特に留意する必要のある事項については「学校保健安全法」ならびに同法施行規則で必要な事項が規定されている。保育所および幼稚園，認定こども園等もおおむねそれらに準じている。

感染症法において「感染症」とは，感染力や罹患した場合の重篤性等に基づき，危険性が高い順に，一類感染症から五類感染症に分けられた疾患と，その他に，指定感染症および新感染症に分類された疾患と定義されている（表8-1）。

（2）学校感染症

学校感染症は，学校における保健管理の特異性を考慮し，特に留意する必要のある事項については学校保健安全法および同法施行規則で規定されている。

学校感染症は，第一種，第二種および第三種に分類され，第一種12疾患は感染症法一類ならびに二類感染症（結核を除く）である。第二種9疾患は，飛沫感染するもので，児童生徒の罹患が多く，学校において流行が広がる危険性が高い疾患である。インフルエンザ，百日咳，麻疹，流行性耳下腺炎，風疹，水痘，咽頭結膜熱，結核，髄膜炎菌性髄膜炎が該当する。多くは予防接種により予防できるが，咽頭結膜熱にはまだワクチンがない。第三種は学校教育活動を通じ，学校において流行が広がる危険性のある感染症である。コレラ，細菌性赤痢，腸管出血性大腸菌感染症，腸チフス，パラチフス，流行性角結膜炎，急性出血性結膜炎，その他の感染症が該当する（表8-2）。

表8-1 感染症法による感染症の分類

分類	特徴	疾患名	備考
一類感染症	感染力，重篤度および危険性が極めて高く早急な届出義務がある感染症。わが国では通常流行はないが，感染した人が潜伏期間中に流行国から入国し蔓延する危険性がある輸入感染症	エボラ出血熱，クリミア・コンゴ出血熱，南米出血熱，ペスト，マールブルグ病，ラッサ熱，天然痘	天然痘は世界保健機関（WHO）から絶滅宣言が出されているが，バイオテロを考慮して一類に残っている。
二類感染症	感染力，重篤度および危険性が高く，一類に準ずる対応が必要で早急な届出義務がある感染症	急性灰白髄炎（ポリオ），結核，ジフテリア，重症急性呼吸器症候群(SARS)，中東呼吸器症候群(MERS)，鳥インフルエンザ（H5 N1, H7 N9）	急性灰白髄炎，結核，ジフテリアは定期予防接種の対象になっている。
三類感染症	感染力，重篤度，危険性は高くはないものの，集団発生を起こし得るため早急な届出義務がある感染症	コレラ，細菌性赤痢，腸管出血性大腸菌感染症，腸チフス，パラチフス	細菌性赤痢，腸管出血性大腸菌感染症は食中毒の原因として注意が必要である。腸管出血性大腸菌は溶血性尿毒症症候群(HUS)を発症する。
四類感染症	人から人への感染はないが，動物，飲食物などを介して人に感染するため，早急な届出義務がある感染症	A型肝炎，オウム病，ボツリヌス症，マラリア，狂犬病など44疾患	
五類感染症	国が感染症発生動向調査を行い，国民や医療関係者などに必要な情報を公開して提供し，感染症の新たな発生と拡大を防止すべき感染症	インフルエンザ，麻疹，風疹，水痘，手足口病，伝染性紅斑，百日咳，流行性耳下腺炎など46疾患	保育所等や学校において問題となる感染症の多くが含まれる。
指定感染症	すでに知られている感染症のなかで，ウイルス変異などで感染力が高まったり，毒性が強まったりし，一から三類感染症に準じる対応が必要となった感染症		2014年に中東呼吸器症候群(MERS)が指定され，2015年に二類感染症になった。
新感染症	人から人に伝染する未知の感染症であって，当該疾病にかかったとき，重篤かつ国民の生命及び健康に重大な影響を与えるおそれのある感染症		2003年に重症急性呼吸器症候群(SARS)が適応を受けた。
新型インフルエンザ等感染症	全国的かつ急速なまん延により国民の生命及び健康に重大な影響を与えるおそれのあるインフルエンザ	新型インフルエンザ，再興型インフルエンザ	

表 8-2 学校感染症と登校（登園）停止期間

種類		疾患名	出席停止期間
第一種	感染症法の一類及び二類感染症	エボラ出血熱	治癒するまで
		クリミア・コンゴ出血熱	
		重症急性呼吸器症候群（SARS）	
		痘瘡（天然痘）	
		南米出血熱	
		ペスト	
		マールブルグ病	
		ラッサ熱	
		急性灰白髄炎（ポリオ）	
		ジフテリア	
		中東呼吸器症候群（MERS）	
		鳥インフルエンザ（H5N1, H7N9）	
第二種	飛沫感染するもので、児童生徒の罹患が多く、学校において流行を広げる可能性が高い感染症	インフルエンザ	小中高校，大学：発症後5日経過し，かつ，解熱後2日間 保育所，幼稚園等：発症後5日経過し，かつ，解熱後3日間
		百日咳	特有の咳嗽の軽快。または，5日間の抗生物質による治療終了まで
		麻疹	解熱後3日を経過するまで
		流行性耳下腺炎（おたふくかぜ）	耳下腺，顎下腺または舌下腺の腫脹が発現した後5日を経過し，かつ，全身状態が良好になるまで
		風疹	発疹が消失するまで
		水痘（みずぼうそう）	すべての発疹が痂皮化するまで
		咽頭結膜熱（プール熱）	腫瘍症状消退後2日経過まで
		結核	伝染のおそれがないと医師が認めるまで
		髄膜炎菌性髄膜炎	
第三種	学校において流行を広げる可能性がある感染症	コレラ	伝染のおそれがないと医師が認めるまで
		細菌性赤痢	
		腸チフス	
		パラチフス	
		流行性角結膜炎	
		急性出血性結膜炎	
		腸管出血性大腸菌感染症	
		その他の感染症	

3．予防接種

　第6章でもすでに述べたが，予防接種は，いろいろな病原体に対して免疫を持たない感受性のあるもの（抵抗力のないもの）に対して，免疫賦与あるいは免疫の増強効果を目的に行われるもので，感染予防，発症予防，重症化予防などを目的としている。日本においても予防接種制度が世界水準に追いついてきたため，乳幼児期における定期予防接種，任意予防接種を合わせるとかなりの多くの本数・回数のワクチン接種を行うことになるが，この制度，この接種により乳幼児は多くの感染症から守られるようになった。保育所，幼稚園，学校など集団生活においては，予防接種による感染予防はとても重要であり，子どもたちの予防接種の接種状況の把握が必要となる（表8-3）。

4．感染性疾患

　子どもに多くみられる感染性疾患は，治療することよりも予防することが重要と考えられ，医学の進歩とともに予防接種も数多く開発されてきた。最近では，多くの感染性疾患が予防接種を受けることで予防されるようになっている。予防接種の普及により，撲滅された疾患，ほとんど流行しない疾患も増えているので，ここでは，予防接種の有無により感染性疾患を分けて記載する（表8-4）。

(1) 予防接種のある感染症

　予防接種のある感染症の場合，予防接種によりその多くは感染を防ぐことができるが，100％ではないことはいうまでもない。また，中には重症化抑制効果はあるものの発症を予防するのは難しい場合もある。常に予防を意識して対応することが重要である。

1）麻疹（はしか）

　潜伏期間は11日前後。麻疹ウイルス感染により3～4日間の発熱・咳，鼻汁の後，顔・胴体から手足に向かって発疹が広がり約1週間から10日間の発

表 8-3　小児の定期の予防接種

平成 30 年（'18）5 月現在

対象疾病（ワクチン）		接種対象年齢等		標準的な接種年齢等[1]	回数
ジフテリア 百日せき 破傷風 急性灰白髄炎（ポリオ）	沈降精製 DPT 不活化 ポリオ混合 ワクチン[2]	1 期初回	生後 3～90 月未満	生後 3～12 月	3 回
		1 期追加	生後 3～90 月未満 （1 期初回接種（3 回）終了後，6 カ月以上の間隔をおく）	1 期初回接種（3 回）後 12～18 月	1 回
	沈降 DT 混合 トキソイド	2 期	11～13 歳未満	11～12 歳	1 回
麻しん 風しん	乾燥弱毒生麻しん風しん混合ワクチン，乾燥弱毒生麻しんワクチン，乾燥弱毒生風しんワクチン	1 期	生後 12～24 月未満		1 回
		2 期	5 歳以上 7 歳未満の者であって，小学校就学の始期に達する日の 1 年前の日から当該始期に達する日の前日までの間にある者		1 回
日本脳炎[3]	乾燥細胞培養日本脳炎ワクチン	1 期初回	生後 6～90 月未満	3～4 歳	2 回
		1 期追加	生後 6～90 月未満 （1 期初回終了後概ね 1 年をおく）	4～5 歳	1 回
		2 期	9～13 歳未満	9～10 歳	1 回
B 型肝炎	組換え沈降 B 型肝炎ワクチン	1 回目	1 歳に至るまでの間にある者	生後 2 月～9 月	3 回
		2 回目			
		3 回目			
結核	BCG ワクチン	1 歳未満		生後 5 月～8 月の間（地域の結核発生状況等固有の事情を勘案する必要がある場合は，必ずしもこの通りではない）	1 回
Hib 感染症	乾燥ヘモフィルス b 型ワクチン	初回 3 回	生後 2 月～60 月未満（接種開始が遅れた場合の回数等は別途規定）	初回接種開始は，生後 2～7 月に至るまで	3 回
		追加 1 回			1 回
肺炎球菌感染症（小児）	沈降 13 価肺炎球菌結合型ワクチン	初回 3 回	生後 2 月～60 月未満（接種開始が遅れた場合の回数等は別途規定）	初回接種開始は，生後 2～7 月	3 回
		追加 1 回		追加接種は生後 12～15 月	1 回
水痘	乾燥弱毒生水痘ワクチン	1 回目	生後 12～36 月	1 回目は生後 12～15 月，2 回目は 1 回目から 6～12 月経過した時期	2 回
		2 回目			
ヒトパピローマウイルス（HPV）[4] 感染症	組換え沈降 2 価 HPV 様粒子ワクチン／組換え沈降 4 価 HPV 様粒子ワクチン		小 6～高 1 相当の女子	中 1 相当	3 回

資料　厚生労働省健康局調べ

注 1）標準的な接種年齢とは，「定期接種実施要領」（厚生労働省健康局長通知）の規定による。
 2）ジフテリア，百日せき，破傷風，急性灰白髄炎の予防接種の第 1 期は，原則として，沈降精製百日せきジフテリア破傷風不活化ポリオ混合ワクチンを使用する。
 3）平成 7 年 4 月 2 日～19 年 4 月 1 日生まれの者については，積極的勧奨の差し控えにより接種の機会を逃した可能性があることから，90 月～9 歳未満，13 歳～20 歳未満も接種対象。同様に，19 年 4 月 2 日から 21 年 10 月 1 日に生まれた者で，22 年 3 月 31 日までに日本脳炎の第 1 期の予防接種が終了していない者は，9～13 歳未満も 1 期の接種対象。
 4）HPV の予防接種は，広範な慢性の疼痛または運動障害等が接種後にみられたことから，この症状の発生頻度等がより明らかになり，国民に適切な情報提供ができるまでの間，定期接種の積極的勧奨が差し控えられている。

（厚生労働統計協会編：国民衛生の動向 2018/2019，厚生労働統計協会，2018，p.162 より改変）

表8-4　ワクチンのある感染症とワクチンのない主な感染症

ワクチンのない感染症	ワクチンのある感染症	
手足口病	麻疹（はしか）	B型肝炎
ヘルパンギーナ	風疹（三日はしか）	インフルエンザ桿菌（ヒブ）感染症
伝染性紅斑（りんご病）		
咽頭結膜熱（プール熱）	流行性耳下腺炎	肺炎球菌感染症
溶連菌感染症	（おたふくかぜ）	
ノロウイルス	水痘（水ぼうそう）	ロタウイルス感染症
ヒトメタニューモウイルス	百日咳	インフルエンザ
マイコプラズマ	破傷風	結核
伝染性膿痂疹	ジフテリア	A型肝炎
伝染性軟属腫	ポリオ	ヒトパピローマウイルス感染症
その他	日本脳炎	髄膜炎菌感染症

熱, 咳などの症状が持続する（空気感染, 飛沫感染, 接触感染）。

2）風疹（三日はしか）

潜伏期間は2～3週間。風疹ウイルス感染により発熱と発疹がほぼ同時に出現する。咳・鼻汁はあっても軽く, 耳の後ろのリンパ節が腫れるのが特徴。通常3～4日で軽快する（飛沫感染）。

3）流行性耳下腺炎（おたふくかぜ）

潜伏期間は2～3週間。おたふくかぜウイルスの感染により耳介下部顎下部が痛みとともに腫れ始め発熱を認める場合も多い。多くは片側から始まり徐々に両側の腫脹となるが, 腫れ自体は4～5日で軽快傾向となり約1週間で軽快する。合併症に聴力障害, 髄膜炎, 睾丸炎などがある（飛沫感染）。

4）水痘（水ぼうそう）

潜伏期間は約2週間。水痘ウイルス感染により全身に水疱を伴う丘疹が出現し, 丘疹 → 小水疱 → 痂皮（かさぶた）の順に変化する。発熱を伴うことも多く水痘疹が頭髪内にも出現するのが特徴。通常1週間で軽快する（空気感染）。

5）百日咳

潜伏期間は約1週間。百日咳菌感染により咳が続き, 咳きこみ時の息を吸い込むときにヒューヒューという音のする咳が特徴。乳児早期に罹患すると無呼吸を引き起こすこともあり注意を要する（飛沫感染）。

6）肺炎球菌・インフルエンザ桿菌

　この2種類の細菌は，どちらも乳幼児に，気管支炎，肺炎，中耳炎，さらに，髄膜炎，敗血症などの重症細菌感染症を引き起こすことがある病原体で，たとえ早期治療を行っても生命に関わる事態を引き起こすことがある（接触感染）。

7）日本脳炎

　潜伏期間は6～16日間。主にコガタアカイエカによって媒介され，主に豚によって増幅される日本脳炎ウイルスによって起こるウイルス感染症。典型的な症例では，数日間の高い発熱（38～40℃あるいはそれ以上），頭痛，悪心，嘔吐，めまい（小児では腹痛，下痢を伴うことも多い）などで発病する。その後，脳脊髄症状（けいれん，意識障害，麻痺など）が出現し，死亡率は20％前後と高い。

8）ロタウイルス感染症

　潜伏期間は1～2日間。冬から春に多い感染症。突然の嘔気・嘔吐に始まり，発熱を伴う場合も多く，これらの症状に同時期に下痢が出現する。便が白くなることも特徴。症状は5日から1週間程度持続することもある（接触感染）。

9）インフルエンザ

　潜伏期間は2～3日。突然の高い熱，関節痛，筋肉痛，倦怠感，咳，鼻水などの症状を認める。5日から1週間症状は持続する。迅速検査により診断されれば，抗ウイルス薬の服用も考慮される。この服薬により発熱期間を短くできる（飛沫感染，接触感染）。

（2）予防接種のない感染症

　医学の進歩によって数多くの予防接種が開発され，多くの疾患が発症を未然に防ぐことが可能になってきている。しかし，現在でも，原因病原体がわかっていて，診断も容易につけることができる疾患であっても予防接種がない場合もある。これらの疾患は，特別な治療方法がないものの比較的重症度が低いもの，あるいは，逆に治療方法が確立して治癒することが可能であるものに分けられる。

4．感染性疾患

1）手足口病
潜伏期間は3～5日間。夏に多いウイルス感染により手のひら，足の裏，口の中に小さな水疱を伴う発疹ができる。発熱を伴うこともあるが，約1週間で軽快する。原因ウイルスはその後2～3週間，便中に排泄されるといわれている（飛沫感染，接触感染）。

2）ヘルパンギーナ
潜伏期間は3～5日間。夏に多いウイルス感染により口の奥の粘膜に水疱を伴う潰瘍ができるとともに発熱を認める。発熱，口の中の潰瘍は2～3日から約1週間で軽快する。原因ウイルスは，その後2～3週間便中に排泄されるといわれている（飛沫感染。接触感染）。

3）伝染性紅斑（りんご病）
潜伏期間は5～6日間。ウイルス感染により数日の発熱，咳などを認めた後（子どもの場合は症状がない場合も多い），1週間ぐらいの無症状期間を経て，顔面（主に頬）の紅斑と，腕・足にレース状の紅斑が出現する。発疹は1～2週間持続することもある（飛沫感染）。

4）咽頭結膜熱（プール熱）
潜伏期間は2～14日間。アデノウイルス3型による感染症が多い。突然の39～40℃の高熱と37～38℃前後の微熱の間を，上がったり下がったりする状況が4～5日ほど続き，のどの痛みを伴う。その間に，頭痛，腹痛や下痢を伴い，耳介前部および頸部のリンパ節が腫れることがある。結膜炎症状がみられる場合，咽頭結膜熱と診断される（飛沫感染）。

5）RSウイルス
潜伏期間は4～6日間。秋から冬にかけて多い感染症。RSウイルス感染により初感染の場合，発熱，鼻水，咳などの上気道炎症状を認め，中には引き続き，咳，喘鳴（ヒューヒュー，ゼイゼイ）による呼吸障害をきたすことがある。特に乳児早期には注意を要する（接触感染，飛沫感染）。

なお，早産・低出生体重児，先天性心疾患，免疫不全状態など特別な病気を持つ子どもに対しては，予防薬の注射薬があり，流行シーズンには月に1回の投与が行われる。

6）ヒトメタニューモウイルス

潜伏期間は4～6日間。ヒトメタニューモウイルス感染により，通常は咳，鼻水，発熱などの風邪症状で終わるが，一部では，細気管支炎，肺炎，気管支喘息の悪化，クループ様の症状を呈する（飛沫感染，接触感染）。

7）マイコプラズマ

潜伏期間は2～3週間。マイコプラズマによる感染症で肺炎をきたす。初発症状は発熱，全身倦怠，頭痛などで，咳は初発症状出現後3～5日から始まることが多く，当初は乾性の咳であるが，経過に従い咳は徐々に強くなり，解熱後も長く続くことが多い（飛沫感染）。

8）ノロウイルス（感染性胃腸炎）

潜伏期間は1～2日間。突然に始まる吐気・嘔吐に引き続き，下痢が出現する。発熱を伴う場合もあるが，症状は通常1～3日間程度で軽快する（接触感染）。

9）溶連菌感染症（溶血連鎖球菌）

通常A群β溶血連鎖球菌の感染による上気道炎を指す場合が多い。潜伏期間は2～5日間。突然の発熱と全身倦怠感，咽頭痛によって発症し，しばしば嘔吐を伴う。体幹を中心とした淡い発疹，軟口蓋の発赤と小点状出血，苺舌などがみられる。回復期には体幹の発疹は鱗屑を伴って皮膚剥離し，手指先端の皮膚は膜様に剥離する。治療に抗生剤の長期投与（10～14日間）を必要とする。（飛沫感染と接触感染）。

10）伝染性軟属腫（水イボ）

ウイルスの接触感染によって起こる皮膚病で比較的硬めの小隆起病変が徐々に増加していく。通常，かゆみはないが隆起を掻きこわすと周囲に広がることがある（接触感染）。

11）伝染性膿痂疹（とびひ）

虫刺され，湿疹などを掻きこわすことによって，手に付いていた細菌が入り込み，体のいろいろな部分に広がる皮膚感染症（接触感染）。

12）アタマジラミ

頭髪部に寄生して皮膚から吸血をするシラミのこと。年齢・性別に関係なく，すべての人の頭に寄生することがある。シラミは卵を髪に固着するように

産んで,幼虫,成虫と成長し,シラミが頭皮を吸血すると,かゆみが出現し,寄生するアタマジラミの数が増えると次第にかゆみが増強する。搔破(そうは)することで二次感染や炎症をきたす(接触感染)。

> **考えてみよう**
> ① 感染性胃腸炎が流行してきた。保育をする上で,保育者ができる感染予防について考えてみよう。
> ② インフルエンザを発症した園児がいる。この園児に関して,罹患中の生活指導,登園の時期などについて考えてみよう。

■参考文献
- 岡部信彦監修:小児感染症学,診断と治療社,2007
- 厚生労働省:保育所における感染症対策ガイドライン(2018年改訂版),2018
- 岡部信彦・多屋馨子監修:予防接種に関するQ&A集2018,日本ワクチン産業協会,2018

第9章
アレルギー疾患

子どものアレルギー疾患は，近年，増加し続けている疾患の一つである。本章では，アレルギーの基本を理解し，子どもたちに多くみられるさまざまなアレルギー疾患，中でも，アナフィラキシーショックのように子どもの命を脅かすものに対する正しい判断，正しい対応ができるように学んでいく。

1．アレルギーとその症状

本来は生体の防御機構の一つであるべき免疫反応が，何らかの理由で防御する必要のない状況でも過剰反応を引き起こし，結果として自己にとって不利な方向に働くことを一般にアレルギーと呼ぶ。また，その原因となる抗原をアレルゲンという。

(1) アレルギー症状

何らかのアレルギー反応により，生体はいろいろな症状を引き起こす。皮膚，眼，鼻，口・喉にみられる部位別症状と，呼吸器症状，消化器症状，循環器症状，神経症状があげられる（表9-1）。皮膚症状の場合には，じんま疹，アトピー性皮膚炎，呼吸器症状の場合には，気管支喘息，アレルギー性鼻炎，消化器症状の場合には消化管アレルギーとして診断治療される。一方，多様な症状を引き起こすものとして食物アレルギーがある。

(2) アナフィラキシー

アナフィラキシーとは，「アレルゲン等の侵入により，複数臓器に全身性にアレルギー症状が惹起され，生命に危機を与え得る過敏反応」と定義され，

1. アレルギーとその症状

表 9-1 アレルギーによる症状

部位別症状	皮膚	かゆみ，じんま疹，発赤，湿疹
	眼	結膜充血，かゆみ，涙，瞼の腫れ
	口・喉	口内違和感・腫れ，かゆみ，イガイガ感
	鼻	くしゃみ，鼻水，鼻づまり
臓器別症状	呼吸器	呼吸苦，咳嗽，ゼーゼー，声がれ
	消化器	腹痛，嘔気，嘔吐，下痢，血便
	循環器	頻脈，血圧低下，蒼白，四肢末端が冷たい
	神経	頭痛，不穏，意識障害，ぐったり

「アナフィラキシーに血圧低下や意識障害を伴う場合」をアナフィラキシーショックという（日本アレルギー学会，2014）。アナフィラキシー症状は非常に多彩であり，全身にあらゆる症状が出現する可能性がある。しかし，頻度には差があり，皮膚症状が最も多く90％程度の患者に認められる。粘膜，呼吸器，消化器症状の順で合併しやすい傾向がある。

乳幼児のアナフィラキシーの原因は多くが食物であるが，それ以外にも医薬品，食物依存性運動誘発，ラテックス（天然ゴム），昆虫刺傷などもアナフィラキシーの原因となり得る。アナフィラキシーの重症度は，その症状によって大きく3段階に分けられ，その段階にあわせて対応することが重要である（表9-2）。

グレード1（軽症）は軽微な症状のため原則として治療は不要であるが，小児の場合は症状の変化がわかりにくく，また，変化が早く大きいため，経過は慎重に観察し，少しでも症状が遷延する場合には治療を必要とするため医療機関受診を考慮する。

グレード2（中等症）では原則として治療を必要とするので，至急医療機関の受診を考慮する。

グレード3（重症）では，不整脈，低血圧，心停止，意識消失，嗄声，犬吠様咳嗽，嚥下困難，呼吸困難，喘鳴，チアノーゼ，持続する我慢できない腹痛，繰り返す嘔吐などを認めることから，まず適切な場所に足を頭より高く上げた体位で寝かせ，嘔吐に備え，顔を横向きにし，そして，意識状態や呼吸，心拍の状態，皮膚色の状態を確認しながら必要に応じて一次救命措置を行う。

表9-2 アナフィラキシーの重症度分類

		グレード1 (軽症)	グレード2 (中等症)	グレード3 (重症)
皮膚・粘膜症状	紅斑・蕁麻疹・膨疹	部分的	全身性	←
	瘙痒	軽い瘙痒(自制内)	強い瘙痒(自制外)	←
	口唇,眼瞼腫脹	部分的	顔全体の腫れ	←
消化器症状	口腔内,咽頭違和感	口,のどのかゆみ,違和感	咽頭痛	←
	腹痛	弱い腹痛	強い腹痛(自制内)	持続する強い腹痛(自制外)
	嘔吐・下痢	嘔気,単回の嘔吐・下痢	複数回の嘔吐・下痢	繰り返す嘔吐・便失禁
呼吸器症状	咳嗽,鼻汁,鼻閉,くしゃみ	間欠的な咳嗽,鼻汁,鼻閉,くしゃみ	断続的な咳嗽	持続する強い咳き込み,犬吠様咳嗽
	喘鳴,呼吸困難	―	聴診上の喘鳴,軽い息苦しさ	明らかな喘鳴,呼吸困難,チアノーゼ,呼吸停止,$SpO_2 \leq 92\%$,締めつけられる感覚,嗄声,嚥下困難
循環器症状	脈拍,血圧	―	頻脈(+15回/分),血圧軽度低下,蒼白	不整脈,血圧低下,重度徐脈,心停止
神経症状	意識状態	元気がない	眠気,軽度頭痛,恐怖感	ぐったり,不穏,失禁,意識消失

血圧低下　　:1歳未満<70 mmHg,1〜10歳<[70 mmHg+(2×年齢)],11歳〜成人<90 mmHg
血圧軽度低下:1歳未満<80 mmHg,1〜10歳<[80 mmHg+(2×年齢)],11歳〜成人<100 mmHg
(柳田紀之ほか:日本小児アレルギー学会誌2014;28:201-10より引用,日本アレルギー学会:アナフィラキシーガイドライン2014)

同時に医療機関への救急搬送を急ぐ。アドレナリン自己注射薬である「エピペン®」(右写真)の処方を受けている場合には,遅れることなく適切なタイミングで躊躇せずに注射することが重要である。

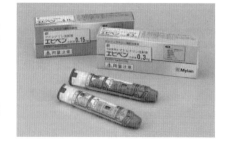

2．さまざまなアレルギー疾患

（1）食物アレルギー

　食物アレルギーとは，特定の食物を摂取した後にアレルギー反応を介して皮膚・呼吸器・消化器あるいは全身性に生じる症状のことをいう。いくつかの病型に分けられるが一般的には即時型食物アレルギーのことをいう。そのほとんどは食物に含まれるたんぱく質が原因で起こるが，食物に含まれる添加物等による反応や症状の場合は，食物アレルギーには含まれない。

　この即時型食物アレルギーの発症には，抗原特異的 IgE が関与し，アナフィラキシー症状の発症リスクが高い。発症の年齢分布としては，圧倒的に0歳児，1歳児の低年齢児に多く，乳児期から幼児早期が主体であるが，学童から成人期にかけての発症も少なくはない。

　原因物質としては，割合の多い順に，鶏卵（39.0％），牛乳（21.8％），小麦（11.7％），ピーナッツ（5.1％），果物類（4.0％）と続く[1]。小児の三大アレルゲン（鶏卵，牛乳，小麦）と大豆は一般的に3歳までに5割，6歳までに7～8割が自然耐性を獲得（治癒）すると考えられている。

　治療の基本は，原因となる食物を摂取しないことであるが，もし，症状が出現した場合には，速やかに適切な対処を行うことが重要である。じんま疹などの軽い症状に対しては抗ヒスタミン薬の内服や経過観察により回復することもあるが，喘鳴・呼吸困難・嘔吐・ショックなどの中等症から重症の症状には，アナフィラキシーに準じた対処が必要である。

（2）アトピー性皮膚炎

　アトピー性皮膚炎は，増悪・寛解を繰り返す，掻痒のある湿疹を主病変とする疾患であり，多くはアトピー素因を持つと定義されている。このアトピー素因とは，家族または本人に，気管支喘息，アレルギー性鼻炎，アレルギー性結膜炎，アトピー性皮膚炎のいずれかがある。または，血液検査で IgE 抗体が高いことをいう。IgE 抗体とは，人体に何らかの刺激物が入ってきたときに，それを異物と認識して排除するための免疫反応が起きて産生される抗体のこと

である。アレルギーの程度が強いほど血液中で高価を示す。

乳幼児の場合には、前述した食物アレルギーと重なる場合も多いが、悪化因子としては、食物アレルギーのほかに、汗、乾燥、掻破、物理化学的刺激（よだれ、石けん、洗剤、衣服のこすれなど）、ダニ、埃、ペット、細菌、真菌など多様である（図9-1）。また、アトピー性皮膚炎の人は、皮膚のバリア機能が低下していることも、これらの刺激に対する反応が強くなる要因である（図9-2）。

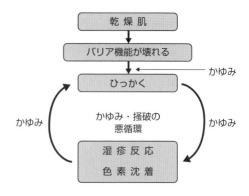

図9-1　乾燥肌による悪循環

（厚生労働省：保育所におけるアレルギー対応ガイドライン, p.21, 2011）

アトピー性皮膚炎は、顔、首、肘の内側、膝の屈側などによく出現するが、ひどくなると全身に広がる。軽症では、皮膚が乾燥していてかゆがるだけの症状のこともあるが、掻きこわして悪化すると皮膚がむけて分泌物が増えたり、慢性化すると硬く厚い皮膚となり色素沈着を伴ったりすることもある。かゆみが強く軽快と悪化を繰り返すが、適切な治療やスキンケアによって症状のコントロールは可能で、ほかの子どもと同じ生活を送ることができる。治療の基本は、①原因・悪化因子を取り除く、②スキンケア、③薬物療法の3つである。

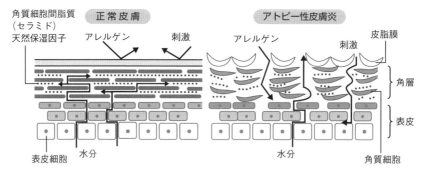

図9-2　アトピー性皮膚炎のバリア機能障害

（厚生労働省：保育所におけるアレルギー対応ガイドライン, p.22, 2011）

（3）気管支喘息

　小児の気管支喘息とは，発作性に起こる気道狭窄によって，喘鳴や咳嗽，および呼気延長を伴う呼吸困難を繰り返す疾患で，90％以上でアトピー性素因が認められる。典型的な症状としては，発作性にヒューヒューという笛性喘鳴(てきせいぜんめい)を伴った呼吸困難である。息を吐くときが特に苦しく，気道が過敏になっているため，運動負荷，乾燥した冷たい空気を吸い込むなどの刺激によって気道収縮をきたし呼吸困難発作となる。これらの臨床症状は，自然ないし治療により軽快，消失するが，致死的となることもある。気道狭窄は，気管支平滑筋の収縮，気道粘膜の浮腫，気道分泌の亢進により引き起こされ，基本病態は，慢性の気道炎症と気道過敏性の亢進である。気管支喘息の治療においては，この慢性気道炎症に対する治療が基本で，長期にわたって継続することが重要である。気管支喘息の発症には特定の遺伝因子と環境因子の両者が相互に作用し合っていると考えられている。

（4）アレルギー性結膜炎

　アレルギー性結膜炎とは，目に侵入したアレルゲンによって，眼の眼瞼粘膜，球結膜にアレルギー反応による炎症（結膜炎）が起こり，目のかゆみ，涙目，異物感（ごろごろする感じ），眼脂などの特徴的な症状を起こす疾患である。通年性アレルギー性結膜炎は，ハウスダスト，ダニ，ペット（ネコやイヌ）のフケや毛など身の回りにあるものが，年間を通じてアレルゲンとなる。一方，季節性アレルギー性結膜炎は，スギ，カモガヤ，ブタクサなどが原因で，花粉症の一症状である場合が多い。治療は，主に点眼薬による薬物療法である。スギやハウスダストなど原因となるアレルゲンの除去や回避も重要である。

（5）アレルギー性鼻炎

　アレルギー性鼻炎とは，鼻に入ってくるアレルゲンに対してアレルギー反応を起こし，発作性で反復性のくしゃみ，鼻水，鼻づまりなどの症状を引き起こす疾患である。通年性アレルギー性鼻炎は，主にハウスダストやダニ，動物（ネコやイヌなど）のフケや毛などが原因となる。一方，季節性アレルギー性

鼻炎は，スギ，カモガヤ，ブタクサなどが原因で，花粉症の一症状である場合が多い。症状は発作性反復性のくしゃみ，鼻水，鼻づまり，ときに目のかゆみなどで，治療は，原因となるアレルゲンの除去や回避が基本である。薬物治療としては内服薬や点鼻薬を単独あるいは組み合わせて使用する。

考えてみよう

① 卵アレルギーのある園児が，誤って友だちの卵焼きを口に入れてしまった。この園児に何が起こる可能性があり，どのように対応するべきか考えよう。

② 子どものスキンケアは，とても重要である。それでは，季節によるケアの違いはあるのだろうか？　季節による温度，湿度の違い，それに対するケア方法を考えよう。

■引用文献
1) 今井孝成，杉崎千鶴子，海老澤元宏：消費者庁「食物アレルギーに関連する食品表示に関する調査研究事業」平成23年即時型食物アレルギー全国モニタリング調査結果報告，アレルギー，65 (7)，2016，pp.942-946

■参考文献
・荒川浩一，足立雄一，海老澤元宏，藤澤隆夫監修：小児気管支喘息　治療・管理ガイドライン2017，協和企画，2017
・日本アレルギー学会：アナフィラキシーガイドライン2014，https://www.jsaweb.jp/index.php（アクセス　2018年10月）
・柳田紀之，海老澤元宏：アナフィラキシーの診断・重症度判定，小児科臨床，70 (12)，2017，pp.1909-1918

第10章
さまざまな小児期の疾患

　子どもの疾患は，発熱，咳，鼻水，下痢，嘔吐などわかりやすい症状を呈するものだけはなく，一見，普通に生活をしている子どもにも，さまざまな疾患が潜んでいる場合がある。本章では，子どもにみられる全身性疾患だけでなく，眼，鼻，耳などの疾患，外科，整形外科疾患，皮膚疾患など数多くの疾患を，幅広く知り，子どもの健康を守れるように学んでいく。

1．呼吸器疾患

(1) 呼吸器感染症

　鼻炎－咽頭炎－喉頭炎（クループ）－上気道炎－気管支炎－細気管支炎－肺炎は，解剖学的に気道の口側から順番に「部位の名称」＋炎症の「炎」により，その部位に炎症が起きていることを示す（図10-1）。炎症の原因としては，ウイルスの場合も細菌の場合もあり，症状としては，基本的に鼻水，咳嗽を中心とした呼吸器症状が主である。以下にそれぞれの特徴的症状を述べる。

1）鼻炎・咽頭炎・上気道炎

　鼻水，鼻づまり，くしゃみが主たる症状で，発熱は認める場合も認めない場合もある。炎症といっても，その原因は感染だけでなく，アレルギーによるもの，寒暖の急激な変化によるものなど多様である。いわゆる水様の鼻水が，黄緑色の汚い鼻に変わった場合には細菌などの二次感染が疑われ，中耳炎や副鼻腔炎への波及に注意を要する。咽頭炎・上気道炎は鼻炎を併発することも多く，症状は発熱，鼻水，鼻づまり，咳嗽，咽頭痛などが主体となる。

2）喉頭蓋炎（クループ）

　声を出すための声帯付近の軟部組織に炎症が起こる疾患で，喉頭蓋炎は細菌

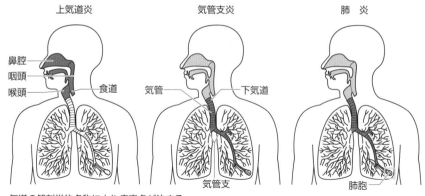

気道の解剖学的名称により疾患名が決まる。

図 10-1　呼吸器感染症の感染部位と疾患
(田中越郎：系統看護学講座　病態生理学, 医学書院, 2016 を参考に作図)

感染によるもので，突然の高熱と咽頭痛で発症し，嚥下困難に，流涎，呼吸困難とともに，目がうつろで，発語も弱々しく，ぐったりとするのが特徴である。緊急の気道確保などの対応が必要となる。一方，クループは一般的にウイルス感染によるものとされ，感冒様症状に始まり，徐々に犬吠様咳嗽が増強し，嗄声をきたし，炎症による気道狭窄によって吸気性の喘鳴，呼吸困難を認める。治療は酸素投与，加湿など対症療法が主体となる。

3）急性／慢性気管支炎

多くは感染症によって引き起こされ，症状は咳嗽が主体となる。必ずしも発熱はなく，初期には乾性咳嗽であるものが，徐々に痰の絡む湿性咳嗽に変わっていく。聴診では肺雑音を認めるが，胸部レントゲン検査では明確な異常陰影を示さない。

4）細気管支炎

ウイルス感染によるもので，中でも RS ウイルスによるものが多くを占める。ヒトメタニューモウイルスも同様の症状を呈するが，前者が夏から冬に流行するのに対し，後者は春に多いとされる。2 歳未満の乳幼児が，咳嗽，鼻水，発熱などの感冒症状の後に呼気性喘鳴を呈した場合に，臨床的に細気管支炎と診断される。低酸素状態になることも多く，入院して酸素療法を必要とする場合

も多い。現時点では，特効薬はないが，RSウイルスに対しては，早産，低出生体重児，先天性心疾患を持つ児，免疫不全状態の児などに対して，予防薬の注射製剤があり，RSウイルス流行シーズンには予防という形で月1回の投与を行う場合もある。

5) 肺　　炎

感染性の肺炎は，細菌，ウイルスなどの病原体が肺に侵入し，気道内組織を傷害することによって生じた炎症が，発熱，咳嗽などの呼吸器症状を引き起こし，胸部レントゲン検査にて肺に浸潤性病変を認める場合をいう。原因となる病原体により，症状には差があるが，症状の中心は当然，咳嗽，喘鳴などの呼吸器症状となる。治療は原因病原体に対してのものとなり，抗菌薬，対症療法（酸素療法）などとなる。

（2）気管支喘息・喘息性気管支炎

気管支喘息とは，発作性に起こる気道狭窄により，喘鳴や呼気延長，呼吸困難を繰り返す疾患のことで，発作のきっかけとしてアレルギーが大きな要因となるが，乳幼児は感染が引き金となることも多く，こういった気道感染に伴って呼気延長，喘鳴，咳嗽をきたすものを喘息性気管支炎と呼ぶこともある（図10-2)。症状は，前述したとおりに咳嗽，呼気延長，喘鳴を伴う呼吸困難で，低酸素状態になることもしばしば認める。治療は，発作ではないときに行うコントロール治療と，発作時に行う発作時治療があり，適切な治療により最近ではかなり症状を安定化されることができるようになってきた。

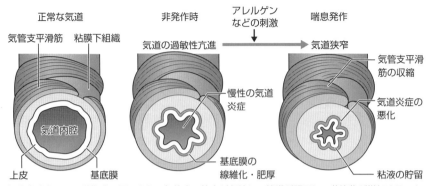

気管支喘息とは，発作時に図のように気管支の筋肉が収縮し，粘膜が肥厚し，分泌物が増加することで気道狭窄症状が出現する。

図 10-2　気管支喘息の病態
（田中越郎：系統看護学講座　病態生理学，医学書院，2016 を参考に作図）

2．循環器疾患（先天性心疾患）

（1）心室中隔欠損症（VSD：ventricular septal defect）

心室中隔の一部が欠損している疾患で，先天性心疾患の中では最も多い疾患の一つである。単純型 VSD の 75％は小欠損でそのうちの 40％程度は自然閉鎖が見込まれる。シャント量が多く，肺血流が多くなると呼吸障害を認めるようになり，早めの介入が必要となる（図 10-3）。

（2）心房中隔欠損症（ASD：atrial septal defect）

心房中隔の一部が欠損している疾患で，左房から右房に血液が流れ込むために肺血流量が増加する疾患である。女児対男児は 7：3 と女児に圧倒的に多く，心雑音を有さないことも多いため，診断が遅くなることもある。肺血流増加による肺高血圧所見を認めれば，手術の適応となる（図 10-3）。

（3）動脈管開存症（PDA：patent ductus arteriosus）

胎児期には胎児循環の重要な役割を果たしている，肺動脈と大動脈の間にあ

2．循環器疾患（先天性心疾患） 139

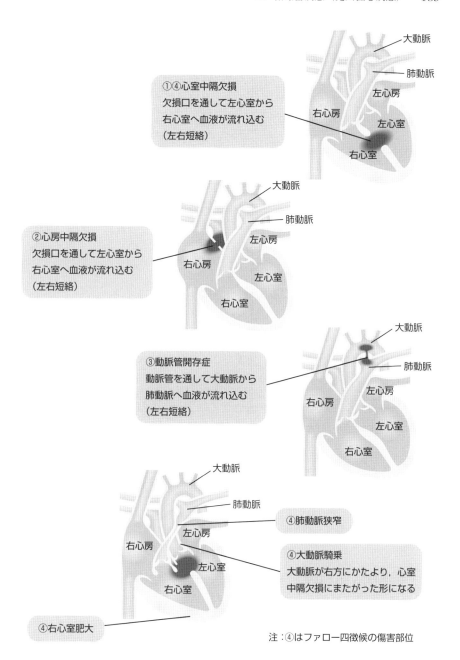

図 10-3　先天性心疾患の傷害部位

る血管が，出生後にも閉鎖せずに左右短絡路となる疾患で，肺血流の増加をきたす。正期産児に発生するものは閉鎖不全が病因であり，早産（未熟児）に発症するのは，機能的閉鎖過程の遅延が病因と考えられる。1：3で女児に多い。症状が持続し，肺高血圧が認められる場合には手術あるいはカテーテル治療の介入が必要となる（図10-3）。

（4）ファロー四徴症（TOF：tetralogy of fallot）

ファロー四徴症とは，肺動脈狭窄，心室中隔欠損症，大動脈騎乗，右心室肥大を特徴とする疾患である。症状は，形態異常の程度によって幅が大きく，一人一人同じ診断でもまったく異なると考え，個々に見合ったフォローが必要となる（図10-3）。

3．消化器疾患

（1）便秘症

便秘とは便が滞った，または，便がでにくい状態であり，この便秘により身体症状が現れ，診療や治療を必要とする場合を便秘症という。なんらかの原因によって排便回数や排便量が減少した状態であり，排便するのに努力や苦痛を伴う状態で，小児では排便時の肛門の痛みで泣いたり，いきんでも排便できなくなったりする状態となる。小児期に便秘を発症しやすい時期や契機としては，①乳児における母乳から人工乳への移行，あるいは離乳食の開始時期，②幼児におけるトイレットトレーニングの時期，③学童における通学の開始や学校での排泄の回避の時期の3つが知られている。便秘症は，成人にまで影響を及ぼすこともあり，早期診断，早期治療が望まれる。

（2）肥厚性幽門狭窄症

幽門筋の攣縮・弛緩不全により幽門筋に肥厚が生じ，結果として幽門の通過障害をきたし，胃内容物の噴水状嘔吐，脱水症を呈する疾患で，生後2週間から2か月までが好発時期である。日本人における発症頻度は0.1％以下とされ，男女比は4〜5：1で男児に多い。薬物治療と外科治療のどちらも行われてい

3．消化器疾患

る。予後は良好である。

（3）胆道閉鎖症

胆道閉鎖症は，新生児期から乳児期早期に発症する難治性の胆汁うっ滞疾患で，炎症性に肝外胆管組織の破壊が起こり，さまざまなレベルでの肝外胆管の閉塞が認められる疾患である。発生頻度は10,000から15,000出生に1人とされ，新生児期から乳児期早期に出現する便色異常（白色便），肝腫大，黄疸が主な症状である。治療の基本は外科的手術であるが，外科的な治療が成功しなければ，最終的に肝移植が必要となる。全国登録の集計では10年自己肝生存率が53.1％，20年自己肝生存率が48.5％である。

（4）腸重積症

乳幼児期に発症する代表的な急性腹症で，口側腸管が肛門側腸管へ嵌入し腸閉塞をきたす疾患で，好発年齢は6か月から3歳で，男女比は1.5～2：1と男児に多い（図10-4）。ほとんどが特発性だが，なんらかの感染症が引き金になる場合，器質的な異常が原因になる場合などがある。臨床症状は，間欠的啼泣（不機嫌・腹痛），嘔吐，血便（イチゴゼリー状）で発症し，進行すると，

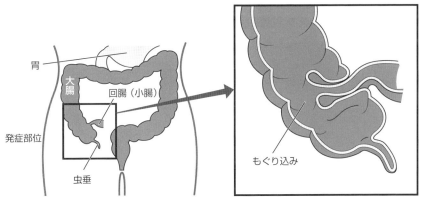

腸管が腸管に入り込むことによって発症する疾患。図のように，回腸から大腸に移行する部分（回盲部）に発症することが多い。

図10-4　腸重積症

腸管の血流障害が進行し、絞扼性腸閉塞、腸管壊死、腸穿孔をきたすことから、腹部膨満、顔色不良、ショックなどの症状を呈する。診断は超音波検査により行い、その後、確定診断と治療を兼ねて、高圧浣腸による整復術を行う。発症後 24 時間以内であれば、この高圧浣腸による整復、治癒が期待できるが、発症からの経過時間によっては腸壊死、腸穿孔などをきたし、外科的手術を必要とする場合もある。近年、ロタウイルスワクチン接種により、腸重積症の発症頻度がわずかだが上昇するという報告があり、ロタウイルスワクチン接種後には、子どもの症状に注意を要する。

4. 腎・泌尿器疾患

(1) 尿路感染症

尿路に感染をきたした場合の総称で、小児では呼吸器感染症に次いで 2 番目に多い感染症である。生後 3 か月までは男児に多い。症状は、新生児期・乳児早期には、発熱が軽微なこともあり、哺乳不良、不機嫌など非特異的な場合も多く、また、逆に不明熱の原因として気付かれることも多い。幼児期には、発熱、背部・側腹部痛等を症状として認める。治療は抗菌薬の投与が基本となる。ただし、膀胱尿管逆流症などの腎泌尿器奇形を基礎疾患として持つ場合も多いため、繰り返す場合などは画像検索等の精査が必須となる。

(2) 急性腎炎症候群

ナトリウムと水分の貯留を伴う腎機能低下を特徴とし、急性発症する症候群を急性腎炎症候群と呼び、多くは血尿、蛋白尿を呈する。中でも最も重要で頻度が高いものが、急性感染後糸球体腎炎であり、特に A 群 β 溶連菌感染による急性溶連菌感染後糸球体腎炎が 80 ～ 90％を占める。その他には、IgA 腎症、紫斑病性腎炎、ループス腎炎などがある。急性溶連菌感染後糸球体腎炎の好発年齢は 4 ～ 14 歳で、2：1 で男児に多く、溶連菌感染後 1 ～ 5 週に、5 ～ 25％の児に発症する。顕微鏡的血尿はほぼ全例に認め、その他、浮腫、高血圧を認める。予後は良好で、特別な治療はなく、安静と水分・塩分の制限が治療の基本である。

(3) ネフローゼ症候群

　ネフローゼ症候群は，多量の蛋白尿によって低蛋白血症と全身の浮腫が起こる糸球体疾患の総称である。先天性，原発性，二次性に分類され，原発性は，特発性と原発性糸球体腎炎の２つに分けられる。小児期のネフローゼ症候群は１年で約1,100人発症し，その90％が特発性である。小児の特発性ネフローゼ症候群に対する第一選択治療はステロイド薬で，90％の症例はステロイドに感受性がある。ステロイド感受性は原則として腎不全にはならないが，80％は再発し，約40％が頻回再発型・ステロイド依存性へ移行する。

５．内分泌・代謝性疾患

(1) 先天性甲状腺機能低下症

　甲状腺における甲状腺ホルモン合成機能が先天的に低下している病態の総称で，正常な成長と発達に不可欠である甲状腺ホルモンの分泌が低下するため，治療をしないと不可逆的な成長障害，発達障害を生じる。マス・スクリーニングが普及した現在では，すぐにホルモン剤補充療法が開始されるようになり，後遺症を残す例は激減している。

(2) 低身長症

　身長が標準身長と比較して－2SD以下，または，3パーセンタイル以下の場合，あるいは，成長速度（1年間当たりの身長の伸び）が2年以上にわたって標準値の－1.5SD以下である場合，のどちらかを満たす場合を低身長症という。さまざまな器質的疾患，心理社会的問題が成長に悪影響を与えるが，中でも成長ホルモンの分泌不全の児，在胎週数に比して小さく出生した児などには成長ホルモン剤の治療が行われる場合もある。

(3) 糖　尿　病

　糖尿病は，血糖値を下げる働きのあるインスリンの作用不足による慢性の高血糖状態を主徴とする疾患群で，インスリンを分泌する膵β細胞の破壊によるインスリン分泌不全が原因である1型糖尿病と，インスリン分泌低下とインス

リンの標的組織における作用の障害（インスリン抵抗性）によって慢性の高血糖状態となる２型糖尿病がある。どちらも乳幼児期にはまれで，小学生以降の発症がほとんどである。

６．免疫疾患・膠原病

（１）川崎病

　川崎病は，発熱，発疹，リンパ節腫脹，四肢末端の変化，口唇発赤，眼球結膜の充血などをきたす，全身性の血管炎を主体とする疾患である。血管炎の中でも，冠動脈に生ずる血管炎により，冠動脈瘤の形成から虚血性心疾患へ進行する場合があることがわかっている。いまだに原因は解明されていない。3歳未満の児の発症が約60％を占め，乳児後半の罹患率が最も高い。治療方法は，ほぼ確立しており，冠動脈病変の有無が予後を左右するが5％以下である。

７．血液疾患

（１）鉄欠乏性貧血

　鉄欠乏性貧血は，赤血球内のヘモグロビン産生に必要な鉄の需要と供給のバランスが負に傾き，鉄欠乏状態が高度になると陥る，鉄の不足により引き起こされる貧血のことで，母体から移行した鉄分が枯渇し始める乳児期後期（特に母乳栄養），また４～５か月の早産児に多くみられる。治療としては，食事による鉄分の摂取となるが，乳児期に鉄を多く含む食事を十分にとることは難しく，鉄剤投与を必要とする場合が多い。

８．悪性新生物

（１）白血病

　白血病は小児がんの約40％を占める小児悪性疾患の中で最もよくみられる疾患である。年間約700人程度が発症し，3～5歳に発症年齢のピークがある。特異的な症状はないが，腫瘍細胞の骨髄浸潤とリンパ系臓器への浸潤による症

状が主なもので，発熱，貧血（顔色不良），出血傾向，関節痛，リンパ節腫脹などである。多種・多剤併用の化学療法が治療の基本となる。

（2）神経芽細胞腫

　胎生期の神経堤細胞を起源とする細胞ががん化したもので，副腎の髄質や体幹の交感神経節を原発として発症する悪性疾患である。小児の固形悪性腫瘍の中では，脳腫瘍に次いで多くみられるもので，小児腫瘍の約10％を占め，7,000人に1人の発生割合といわれている。発症年齢は0歳にピークがあり，3歳のもう一つの小さなピークとの二峰性を示す。症状は，腹部腫瘤，四肢の疼痛，発熱，倦怠感など非特異的で多彩である。治療は，病型，リスク分類により決められ，経過観察のみから，手術，化学療法など対応が大きく異なることから，専門施設での治療が望まれる。

9．神経・筋疾患

（1）てんかん／けいれん性疾患

1）熱性けいれん

　熱性けいれんは，「主に生後6～60か月の乳幼児に起こる，通常は38℃以上の発熱に伴う発作性疾患で，病歴や診察上，髄膜炎などの中枢神経感染症，代謝異常，その他明らかな発作の原因がみられないもので，てんかんの既往のあるものは除外される」と定義される（日本小児神経学会，2015）。日本では小児の7～8％みられ，一部2～7.5％がてんかんに移行するといわれている。詳細は第5章を参照されたい。

2）てんかん

　発熱などの発作誘因のない中で，突然の発作症状をきたす場合をてんかんという。最終的に臨床症状に加え，脳波や頭部の画像所見などから診断され，治療は抗けいれん薬の服薬が基本となる。薬剤により発作のコントロールがつくかどうかが予後を決め，低酸素性虚血性脳症などの周産期障害によるものなどは，コントロールが難しく，予後が悪く，成長・発達に影響を及ぼすことも少なくない。

(2) 脳性麻痺

　脳性麻痺とは，出生前要因および周産期要因に起因する脳障害のうち，運動症状を持ち生存可能なものの集合である。進行性疾患は除外される。運動障害の状況により病型が分けられる。治療は理学療法，作業療法などのリハビリテーションが主体となるが，整形外科的手術，補装具療法，筋弛緩のための薬物療法などが補助的に行われる。

(3) 筋ジストロフィー

　筋ジストロフィーは，骨格筋の変性・壊死を主病変とし，進行性の筋力低下をみる遺伝性疾患である。筋ジストロフィーには，いくつかの病型があり，病型により予後が違ってくる。いずれにしろ，現時点では治療法が存在しないため，筋力低下に伴う種々の症状に対する対症療法が基本となる。

(4) 脊髄性筋萎縮症

　脊髄性筋萎縮症は，脊髄前角細胞の変性によって起こる筋萎縮と筋の脱力を特徴とする常染色体劣勢遺伝病である。発症年齢や臨床経過により4つの病型があるが，症状は筋萎縮，脱力に伴う呼吸障害がその主たるものとなる。治療薬の開発が進んでいるが，まだ十分な効果とはいえない状況である。

> **重症心身障害児**
> 　児童福祉法で「重度の知的障害と重度の肢体不自由が重複している児童」と定義されている。この定義は，重度重複障害児への福祉面からの支援を法で定めるために設けられたもので，医療・医学上の定義はない。

10. その他の疾患

(1) 乳幼児突然死症候群（SIDS）

　定義は，「それまでの健康状態および既往歴からその死亡が予測できず，しかも死亡状況調査および解剖検査によってもその原因が同定されない，原則と

して1歳未満の児に突然の死をもたらした症候群」(厚生労働省研究班, 2005)である。疾患概念としては「主として睡眠中に発症し, 日本での発症頻度はおおよそ出生6,000～7,000人に1人と推定され, 生後2か月から6か月に多く, まれには1歳以上で発症することがある」とされている。診断は, 剖検および死亡状況調査に基づいて行われ, やむをえず解剖がなされない場合, および死亡状況調査が実施されない場合は, 診断は不可能となる。乳幼児突然死症候群は除外診断ではなく一つの疾患単位であり, その診断のためには, 乳幼児突然死症候群以外に突然の死をもたらす疾患, および窒息や虐待などの外因死との鑑別が必要である。疫学的因子としては, 危険因子として①うつぶせ寝, ②温め過ぎ, ③早産低出生体重児としての出生, ④両親の喫煙, ⑤人工栄養などがあげられている。

(2) 熱 中 症

定義は, 「高温環境下における身体の適応障害の総称」であり, 体温調節が未熟な小児は, 成人に比べて高温環境に対する適応能力が低く, 低年齢であるほど容易に熱中症を発症する。成人には重症度分類もあるが, 乳幼児は病状の進行が早く, 常に, 重症を意識して対応することが重要で, 高温多湿など熱中症リスクの高いときには, 涼しいところに移動する, あるいは, 冷却剤などで体温の上昇を抑える, 定期的な水分補給をするなどの予防が第一となる。また, 子どもの様子が何か変と感じたときには, 直ちに, 体温を下げるように対応する。

11. 皮 膚 疾 患

(1) おむつ皮膚炎

狭義にはおむつの当たる部位に生じる一次刺激性の接触性皮膚炎をいい, 広義にはおむつで覆われている皮膚に生じるすべての皮膚疾患をいう。尿や便による接触性皮膚炎, 不適切な清拭による一次刺激性の接触性皮膚炎, おむつの蒸れによる汗疹等を含み, おむつ部のカンジタ症も含む。皮膚症状は, 発赤, 紅斑, 丘疹, びらん, 時に潰瘍などである。治療の基本は, 洗浄と乾燥であ

り，カンジタ症などの場合には抗真菌薬の軟膏を使用する。

（2）母斑（あざ）

出生直後から，または，生後数か月以内に現れる皮膚の色や形の異常を伴う皮膚の奇形を総称して母斑という。一般には「あざ」と呼ばれる。母斑を色別に分けると，頻度順に，赤色斑，褐色斑，青色斑，白色斑，黒色斑となり，皮膚だけの症状のものと，皮膚以外の全身性疾患の一症状であるものとがある。

12．耳鼻科疾患

（1）中　耳　炎

1）急性中耳炎

中耳腔に細菌やウイルスが侵入し，急性の炎症により膿がたまる疾患で，細菌やウイルスが耳管を通って中耳腔に侵入し，中耳の粘膜に急激に炎症を引き起こすことにより発症する。急性中耳炎は，いわゆる感冒のときなどに鼻や咽頭の炎症に引き続いて発症することが多い。乳幼児期に約 60 〜 70％の小児が一度は急性中耳炎に罹患するといわれ，特に 3 歳以下の乳幼児に多い。これは，①乳幼児の耳管は成人に比して太く，短く，さらに角度が水平に近いので細菌やウイルスが中耳に侵入しやすい，②全身，鼻・咽頭の粘膜の抵抗力が未熟で弱い，③自ら鼻をかむ等の対処ができない，などの理由があげられる。症状としては，激しい耳痛，発熱，耳だれなどを認める。乳児では痛みを訴えられないために，機嫌が悪い，ぐずる，しきりに耳を気にする，耳に手をやる等が症状となる場合もある（図 10-5）。

2）滲出性中耳炎

鼓膜の内側にある中耳腔に滲出液がたまる疾患で，中耳の粘膜の炎症と耳管の働きの低下がある場合に，粘膜からしみ出た滲出液が中耳腔にたまることにより発症する。小児では 3 〜 10 歳ごろに多くみられる。小児の難聴の原因で一番多い。強い痛みや発熱などわかりやすい症状は伴わないのが特徴で，難聴が唯一の症状であることも多いため，診断が遅れ難聴につながりやすい（図 10-6）。

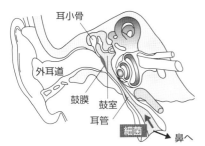

鼓室内に耳管を介した感染が波及した状態をいう。鼓室内に膿がたまる場合もあり，切開排膿を必要とする場合もある。

図 10-5　急性中耳炎

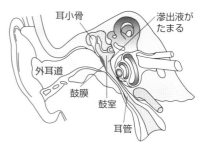

鼓膜の内側の鼓室に滲出液がたまっている状態をいう。

図 10-6　滲出性中耳炎

(2) 副鼻腔炎

　鼻の周囲にある副鼻腔（上顎洞，篩骨洞，前頭洞，蝶形骨洞）に炎症が起きて生ずる疾患をいう。古くは，蓄膿症と呼ばれていた疾患である。鼻閉，粘性鼻汁，頰・鼻周囲，額の痛み，発熱などの症状を認め，慢性化すると頭重感，嗅覚異常などの症状も呈する。鼻症状を認めた際に適切な対応をし，慢性化させないことが重要である。

(3) 難　　聴

　鼓膜やそれに続く耳小骨に問題があり，音の振動がうまく内耳まで伝わらないことで生じる難聴を伝音難聴という。内耳が障害され音の振動を電気信号に変換できないことで生じる難聴や，聴神経がうまく電気信号を伝達できないことで生じる難聴を感音難聴という。伝音難聴を生じる疾患としては，鼓膜穿孔や中耳炎，耳小骨先天異常などがある。感音難聴を生じる疾患としては，突発性難聴や内耳炎，聴神経腫瘍などがある。

13. 眼科疾患

(1) 斜視（眼位異常）

中枢神経系に異常のない健常児であっても，生後2か月ころまでの乳児では約半数以上の眼位異常を認め，この間には，一過性の斜視がみられることが多い（図10-7）。その後，正位（眼位が正常）の頻度は急速に増え，生後4か月では約90%が，また生後6か月では約100%の乳児が正位となる。逆に言えば，通常は生後6か月以降に斜視の診断ができるようになる。

1）偽斜視（仮性内斜視）

眼位異常がないにもかかわらず，一見，眼が内側に寄って見える状態をいい，健診での頻度は最も多い。立体視が獲得できていることを確認できて初めて偽斜視と診断することができるため，診断可能となる3歳ころまでは慎重に経過をみる必要がある。

2）乳児内斜視

生後6か月未満発症の内斜視で，比較的大きな角度の内斜視がみられることが多い。全身的な合併症がみられない場合は，両眼視獲得を目指して早期手術（遅くても2歳未満）が必要となる。

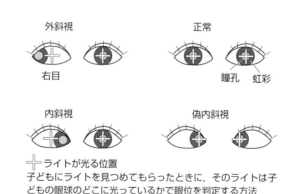

図10-7 斜視の見分け方

（日経電子版 Nikkei style の図を参考に作図）

3）調節性内斜視

　遠視により生じる内斜視で，通常は1歳半ころから近くのものを見るときに内斜視がみられるようになり，徐々に一日中内斜視となる。完全矯正眼鏡の装用により治療し，多くは眼鏡装用により眼鏡装用下の眼位は正位（正常眼位）となり両眼視機能が発達する。眼鏡装用が遅れると両眼視機能不良となるため，早期に検査と加療が必要である。

4）間欠性外斜視

　日本人で最も多くみられる斜視で，3〜4歳ごろの発症が最も多い。意識が集中しているときは正位を保つが，寝起き，眠いとき，ぼーっとしたときなどに，どちらかの眼が外へ外れて外斜視を呈する。近くを見るときは正位が多く，遠くを見るときに外斜視となる場合が多くみられる。治療としては，まず，適切に屈折矯正を行い，弱視治療をすることが基本である。

（2）色覚異常

　先天色覚異常は，遺伝による錐体視物質の異常でX連鎖性遺伝（伴性劣性遺伝）をし，日本人での頻度は男性の約5％，女性の約0.2％である。先天赤緑色覚異常では強度でも色がまったく見えないということはないが，隣り合った色が見分けにくいことがある。見るものが小さいときや，ちょっと見ただけのとき，暗いところでは，見誤りやすく，逆に，注意深く見ると間違いをある程度防止できる。色覚異常を持つ乳幼児は，色の名前を覚えるのが遅れやすく，色で分類したり表現したりするおもちゃは苦手である。色覚異常のあることがわかった場合には，周りの大人が，児の色誤認の特徴を知った上で，色では見分けず色以外の情報を活用するよう習慣付けることである。

（3）先天性鼻涙管閉塞

　先天性鼻涙管閉塞は，鼻涙管末端の膜様閉鎖により，出生後まもなくから眼脂，涙目を示す。新生児の約6〜20％にみられ，鼻涙管下鼻道部の閉塞が最も多く大部分を占める。抗菌剤の点眼により眼脂が軽減するが，中止すると増悪するのが特徴である。生後6か月ごろまでで約80％，1歳までで90％以上が保存的治療で治癒する。保存的治療の一つである涙嚢マッサージに関して

は，効果がないとの報告もある。

(4) 眼瞼内反症・睫毛内反症（さかさまつげ）

眼瞼縁が眼球側に内反していることにより，眼球に睫毛（しょうもう）が接触する状態のことをいう。小児では下眼瞼に起きやすく，睫毛の機械的刺激により眼痛，流涙，眼脂，充血（じゅうけつ），羞明，視力低下，瞬目過多，霧視などを生じる。眼瞼内反症・睫毛内反症は乳児期には約半数でみられるが，2歳までで約20％以下に減少する。自然治癒が多いため2歳までは経過観察と対症療法で，それ以降では症状（目をこする，充血，眼脂，流涙，羞明，視力低下など）が強い例では手術治療を考慮する。

14. 整形外科疾患

(1) 先天性股関節脱臼

股関節の形成が未熟な状態で，股関節に脱臼をきたす疾患で，出生1,000人に3人程度の発生率で女児に多い。おむつのあて方，抱き方など，育て方によって後天性に脱臼をきたす場合もあるため，わが国でも「発育性股関節形成不全」という病名を用いる場合もある。3～4か月乳児健診でスクリーニングされ，疑われた場合には超音波検査またはX線検査で確定診断される。装具による治療が行われる。

(2) O脚・X脚

O脚・X脚は，小児期に膝関節周囲の変形を呈する疾患で最も多いもので，日常診療でよく遭遇する小児整形外科疾患である。O脚とは，両側膝関節が外方凸に彎曲した変形（内反膝（ないはんしつ））で，左右の足関節内踝部を密着させても左右の膝が接しないものをいう。またX脚は，両側膝関節が内方凸となる外反膝で，左右の膝を密着させても左右の足関節内踝部が接しないものをいう。両者とも下肢の前額面での変形である。標準的には，生後1歳6か月～2歳ごろまではO脚で，その後X脚となり7歳ごろで成人の下肢に近くなる。すなわち，1歳児のO脚は年齢相応で生理的あるが，3～4歳になってもO脚であるのは病

的である。乳児期のビタミンD摂取不足，日光照射不足によるくる病には十分気を付けなくてはならない。

(3) 先天性筋性斜頸

子宮内圧迫症候群と呼ばれる胎児期の環境不全が原因ではないかと推測されているが，原因は明らかになっていない。出生後数週間してから一方の胸鎖乳突筋にビー玉大の硬い腫瘤を触れ，この腫瘤を持つ筋肉が拘縮することによって首が傾く状態となる。軽症の場合は，腫瘤は目立たず斜頸だけがみられる場合もある。およそ8〜9割の児は1歳くらいまでに自然治癒がみられるが，1歳以降になっても症状が残存する場合は胸鎖乳突筋の切離術などの処置が必要となる。

15. 小児外科疾患

(1) そけいヘルニア

腹部の臓器（小腸，大腸，大網という膜，女児であれば卵巣，卵管）がそけい部から飛び出してきて，そけい部が腫れてくる疾患のことをいう。小児の外科手術では一番多い疾患で，発生率は小児の1〜5％とされている。乳児早期のそけいヘルニアは自然治癒もあるといわれているが，原則として，嵌頓*傾向のない場合は生後4〜6か月以降に予定手術とする場合が多い。

(2) 臍ヘルニア

臍ヘルニアは生後2週から1か月ころの新生児の臍の突出として診断される。臍は触れると柔らかく，圧迫するとグジュグジュとした感触で簡単に腹部内に戻るが，児の啼泣により腹圧が加わるとすぐに元に戻り突出した状態になる。このヘルニアは，5〜10人に1人の割合でみられ，生後3か月ころまで大きくなり，ひどくなる場合は直径が3cm以上にもなるが，ほとんどのヘルニアは腹部の筋肉が発育してくる1歳ころまでに自然に治る。

＊　嵌頓：飛び出した臓器が出口の狭い場所で締め付けられ，飛び出した組織の血流が悪くなることをいう。

（3）停留精巣

精巣が陰嚢の中に下降せず，そけい部や腹腔内にたまっている状態をいう。発症頻度は，新生児期では4.1～6.9%，3か月時で1.0～1.6%であり，生後3か月までに停留精巣の60～70%が陰嚢内に自然下降するが，9か月を過ぎての自然下降は期待できない。治療は手術により精巣を陰嚢内に固定する。無治療の場合には，無精子症や乏精子症になる可能性が高く，両側性の場合には片側性に比し，その確率が高くなる。適切な時期に手術による治療を行うことが重要である。

考えてみよう

① 保育者の声がけに対して，以前に比べて反応が悪い男児がいる。この男児は，いつも鼻が詰まっていて口を開けていた。この子の健康状態の問題について考えてみよう。

② 2歳の転びやすい女児がいる。まっすぐに立つと両膝の間が大きく開いてしまう。どのように対応したらよいのか考えてみよう。

■ 参 考 文 献

- 日本小児栄養消化器肝臓学会，日本小児消化管機能研究会編集：小児慢性機能性便秘症の診療ガイドライン，診断と治療社，2013
- 厚生労働省：乳幼児突然死症候群（SIDS）診断ガイドライン（第2版），2012 https://www.mhlw.go.jp/bunya/kodomo/pdf/sids_guideline.pdf（2018年10月アクセス）
- 西須孝：小児整形外科疾患，医学と薬学，70（4），2013，pp.735-740
- 稲葉裕，齋藤知行：O脚・X脚，小児科診療，78（4），2015，pp.497-503
- 富田香：斜視，小児科診療，80（5），2017，pp.563-567
- 野呂充：症状から見た小児の眼疾患－眼脂・流涙・斜視・頭位異常－，日本小児科医会会報，55，2018，pp.52-55

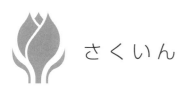

さくいん

A−Z

ASD ················· 138
DENVER Ⅱ ············ 56
IgA ················· 48
IgG ················· 48
IgM ················· 48
IgE 抗体 ·············· 131
O 脚 ················· 152
PDA ················ 138
RS ウイルス ······ 125, 136
SIDS ················ 146
TOF ················ 140
VSD ················ 138
WHO ················· 5
X 脚················· 152

あ・い

あざ················· 148
アタマジラミ ········· 126
アデノウイルス ······· 125
アトピー性皮膚炎 ····· 132
アナフィラキシー ····· 128
アレルギー ··········· 128
アレルギー性結膜炎 ··· 133
アレルギー性鼻炎 ····· 133
安静················· 96
胃··················· 43
痛み················· 86
痛みのフェイス・スケール
 ·················· 88
溢乳················· 43

遺伝················· 108
遺伝性疾患 ··········· 111
医療的ケア ··········· 22
咽頭·············· 38, 42
咽頭炎··············· 135
咽頭結膜熱 ··········· 125
インフルエンザ ······· 124
インフルエンザ桿菌··· 124

う・え・お

ウルトラディアンリズム
 ·················· 49
運動機能·············· 51
運動療法·············· 97
永久歯··············· 33
エピペン············· 130
遠城寺式乳幼児分析的発達
 検査 ·············· 56
嘔吐················· 71
おたふくかぜ ········· 123
おむつ皮膚炎 ········· 147
温覚················· 54

か

外呼吸··············· 38
外斜視··············· 151
咳嗽················· 79
回復体位·············· 85
カウプ指数 ··········· 35
獲得免疫·············· 48
ガス交換·············· 38
学校感染症 ··········· 118

学校教育法 ········ 4, 14
学校保健 ············· 14
学校保健安全法
 ············ 15, 16, 118
学校保健安全法施行規則
 ············· 17, 118
学校保健統計調査 ····· 10
蚊媒介感染 ··········· 117
川崎病 ·············· 144
眼位異常············· 150
感覚器 ··············· 51
眼科健康診断 ········· 64
眼瞼内反症 ··········· 152
感受性 ·············· 117
感染················ 114
感染症 ·············· 114
感染症法············· 117
感染性胃腸炎 ········· 126
感染性疾患 ··········· 121
嵌頓················ 153

き・く

キーゼルバッハ部位···· 38
気管················· 38
気管支炎············· 136
気管支喘息 ······ 133, 137
奇形症候群 ··········· 109
急性期··············· 95
急性疾患·············· 95
急性腎炎症候群 ······· 142
胸囲················· 32
胸郭················· 39

筋ジストロフィー …… 146
空気感染 …………… 116
薬 ………………… 88, 96
クループ …………… 135

け

経口感染 …………… 117
けいれん …………… 83
外科的療法 ………… 96
血液 ………………… 47
血液媒介感染 ……… 117
血管 ………………… 39
下痢 ………………… 73
健康（定義）……………5
健康観察 …………… 59
健康教育 …………… 64
健康指標 ………………7
健康情報 …………… 60
健康診査 ………… 13, 98
健康診断 …………… 61
原始反射 …………… 51

こ

口腔 ………………… 42
合計特殊出生率 …………7
恒常性 ……………… 46
抗体 ………………… 48
喉頭 ………………… 38
喉頭蓋炎 …………… 135
呼吸 ………………… 37
呼吸器感染症 ……… 135
呼吸器系 …………… 37
呼吸困難 …………… 80
子育て支援 ………… 18
子育て世代包括支援セン
　ター ……………… 18
骨成熟 ……………… 33

子ども期の年齢区分（法
　律）…………………4
子どもの幸福度 …… 11
子どもの社会性 …… 55
子どものヘルスプロモー
　ション ………………6

さ

サーカディアンリズム
　……………………… 49
細気管支炎 ………… 136
在宅医療 …………… 22
臍ヘルニア ………… 153
さかさまつげ ……… 152

し

視覚 ………………… 51
歯科健康診断 ……… 63
色覚異常 …………… 151
自然免疫 …………… 48
湿疹 ………………… 83
疾病の経過 ………… 94
疾病予防 …………… 97
児童虐待 …………… 11
児童福祉法
　………… 1, 4, 15, 20, 61
耳鼻咽喉科健康診断 … 64
斜視 ………………… 150
周産期死亡 ……………8
重症心身障害児 …… 146
18-トリソミー …… 110
終末期 ……………… 95
手根骨 ……………… 33
受精 ………………… 106
受精卵 ……………… 106
出生 ………………… 106
出生率 …………………7

受療率 …………………8
循環器系 …………… 39
消化・吸収 ………… 42
障がいのある子ども … 10
消化器系 …………… 42
上気道炎 …………… 135
小泉門 ……………… 33
小腸 ………………… 43
情緒の安定 ……………1
情緒の分化 ………… 55
小児期メタボリックシンド
　ローム …………… 103
睫毛内反症 ………… 152
食事制限 …………… 97
食物アレルギー …… 131
触覚 ………………… 54
ショック体位 ……… 85
神経芽細胞腫 ……… 145
神経系 ……………… 50
人口動態統計 …………7
心室中隔欠損症 …… 138
新生児 ……………… 107
新生児先天性代謝異常症マ
　ス・スクリーニング
　…………………… 100
新生児聴覚スクリーニング
　…………………… 100
心臓 ……………… 39, 40
腎臓 ………………… 44
身体発育 …………… 30
身長 ………………… 32
腎・尿路系 ………… 44
心房中隔欠損症 …… 138

す・せ・そ

随意運動 …………… 51
髄鞘化 ……………… 51

さくいん

水痘 …………… 123	体重 …………… 31	とびひ …………… 126
睡眠 …………… 49	体重増加不良 …… 37	
スキャモンの発育曲線 31	体循環 …………… 40	**な・に**
健やか親子21 …… 6, 17	大泉門 ………… 33, 75	内科健康診断 …… 62
生活習慣の確立 …… 97	大腸 …………… 43	内呼吸 …………… 38
生活習慣病 …… 102	第二次性徴 ……… 27, 46	内斜視 ……… 150, 151
生殖医療 …… 112	ダウン症候群 …… 110	内分泌 …………… 49
生殖器 …………… 45	脱水 …………… 74	生ワクチン …… 101
精神機能 …………… 55	ダブルチェック（与薬）	難聴 …………… 149
生体リズム …………… 49	………………… 89	21-トリソミー …… 110
生命の保持 …………… 1	胆道閉鎖症 …… 141	日本脳炎 …………… 124
生理的体重減少 …… 31	地域子ども・子育て支援事	乳歯 …………… 33
世界保健機関 …… 5	業 …………… 18	乳児死亡 …………… 8
咳 …………… 79	中耳炎 …………… 148	入所時健康診断 …… 61
咳エチケット …… 80	聴覚 …………… 54	乳幼児健康診査 …… 98
脊髄性筋萎縮症 …… 146	腸重積症 …… 141	乳幼児身体発育調査
接触感染 …………… 116		…………… 10, 35
染色体 …………… 109	**つ・て・と**	乳幼児突然死症候群 … 146
喘息性気管支炎 …… 137	痛覚 …………… 54	ニューロン …………… 50
先天異常 …………… 108	手足口病 …… 125	尿路感染症 …… 142
先天奇形 …………… 109	定期健康診断 …… 62	認定こども園法 …… 18
先天性筋性斜頸 …… 153	抵抗力 …………… 117	
先天性甲状腺機能低下症	低出生体重児 …… 35	**ね・の**
…………… 143	低身長 …………… 37	熱型 …………… 70
先天性股関節脱臼 …… 152	低身長症 …… 143	熱産生 ……… 47, 69
先天性疾患 …… 110	停留精巣 …… 154	熱性けいれん …… 83, 145
先天性心疾患 …… 138	鉄欠乏性貧血 …… 144	熱中症 …… 147
先天性鼻涙管閉塞 …… 151	てんかん …… 145	熱放散 …………… 47
そけいヘルニア …… 153	伝染性紅斑 …… 125	ネフローゼ症候群 …… 143
粗大運動 …………… 51	伝染性軟属腫 …… 126	脳 …………… 50
	伝染性膿痂疹 …… 126	脳性麻痺 …… 146
た・ち	デンバー発達判定法 … 56	ノロウイルス …… 126
ターナー症候群 …… 111	頭囲 …………… 32	ノンレム睡眠 …… 49
第一発育急進期 …… 31	頭蓋 …………… 33	
体温 ……… 47, 69	疼痛 …………… 86	**は**
胎児 …………… 107	糖尿病 …… 143	歯 …………… 33
胎児循環 ……… 40, 138	動脈管開存症 …… 138	パーセンタイル …… 35

肺炎……………… 137	ファロー四徴症 …… 140	マス・スクリーニング 98
肺炎球菌…………… 124	フィンガーチップユニット	マルファン症候群 …… 112
肺循環……………… 40	……………… 91	慢性期……………… 95
排尿機能…………… 44	風疹………………… 123	慢性疾患………… 10, 95
排便………………… 44	プール熱…………… 125	味覚………………… 54
排便習慣…………… 77	フォン・レクリングハウゼ	水イボ……………… 126
肺胞………………… 38	ン症候群 ………… 112	水ぼうそう………… 123
はしか……………… 121	不活化ワクチン …… 101	三日はしか………… 123
発育曲線…………… 35	不感蒸泄 …… 31, 45, 75	
発育評価…………… 34	副鼻腔炎…………… 149	め
白血病……………… 144	不慮の事故 ……………8	メタボリックシンドローム
発達………………… 25		……………… 102
発達の原理 ………… 28	へ・ほ	免疫……………… 48, 59
発達の方向性 ……… 28	ヘルスプロモーション … 6	免疫グロブリン …… 48
発達のリズム ……… 28	ヘルスリテラシー …… 6	
発達の連続性 ……… 28	ヘルニア…………… 153	や・よ
発達評価…………… 56	ヘルパンギーナ …… 125	薬物療法…………… 96
発熱………………… 69	便秘………………… 75	溶血連鎖球菌……… 126
反射………………… 51	便秘症……………… 140	幼児健康度調査 …… 10
	保育所保育指針… 1, 64, 88	溶連菌感染症……… 126
ひ・ふ	保健活動 ………… 1, 4	予防接種 …… 100, 117, 121
鼻炎………………… 135	保健管理…………… 15	与薬依頼票………… 89
被患率……………… 10	保健教育…………… 14	
鼻腔………………… 38	保健計画…………… 65	り・れ・ろ
肥厚性幽門狭窄症 … 140	母子健康手帳 … 13, 31, 35	流行性耳下腺炎 …… 123
微細運動…………… 51	母子保健…………… 13	りんご病…………… 125
鼻汁………………… 78	母子保健法 …… 4, 13, 98	レム睡眠…………… 49
ヒトメタニューモウイルス	発疹………………… 81	ロタウイルス感染症… 124
……………… 126, 136	骨…………………… 33	
皮膚感覚…………… 54	母斑………………… 148	わ
鼻閉………………… 78	ホルモン…………… 49	ワクチン…………… 101
飛沫感染…………… 116		
肥満…………… 37, 104	ま・み	
百日咳……………… 123	マイコプラズマ …… 126	
病児保育…………… 20	麻疹………………… 121	

執筆者・執筆担当

〔編著者〕

及川 郁子	東京家政大学・同短期大学部教授	第1章，第2章 第3章1～2，第6章
草川 功	聖路加国際病院小児科医長	第7章～第10章

〔著者〕(50音順)

木村 美佳	田園調布学園大学非常勤講師	第5章4～8
鈴木 千琴	関西医科大学大学院 看護学研究科博士後期課程	第3章3～6，第5章1～3
須藤佐知子	文京学院大学人間学部助教	第4章

シードブック
子どもの保健

2019年（平成31年）3月30日　初 版 発 行
2020年（令和2年）3月31日　第2刷発行

編 著 者　及　川　郁　子
　　　　　草　川　　　功

発 行 者　筑　紫　和　男

発 行 所　株式会社 建 帛 社
　　　　　KENPAKUSHA

〒112-0011　東京都文京区千石4丁目2番15号
　　　　　TEL (03) 3944－2611
　　　　　FAX (03) 3946－4377
　　　　　https://www.kenpakusha.co.jp/

ISBN978-4-7679-5093-8 C3047　あづま堂印刷／愛千製本所
© 及川郁子・草川功ほか，2019.　Printed in Japan.
（定価はカバーに表示してあります）

本書の複製権・翻訳権・上映権・公衆送信権等は株式会社建帛社が保有します。

JCOPY〈出版者著作権管理機構 委託出版物〉

本書の無断複製は著作権法上での例外を除き禁じられています。複製される場合は，そのつど事前に，出版者著作権管理機構（TEL 03-5244-5088，FAX 03-5244-5089, e-mail : info@jcopy.or.jp）の許諾を得てください。